名医がすすめる最強の食事術

一生健康
パワーサラダ

善二・行正り香　著

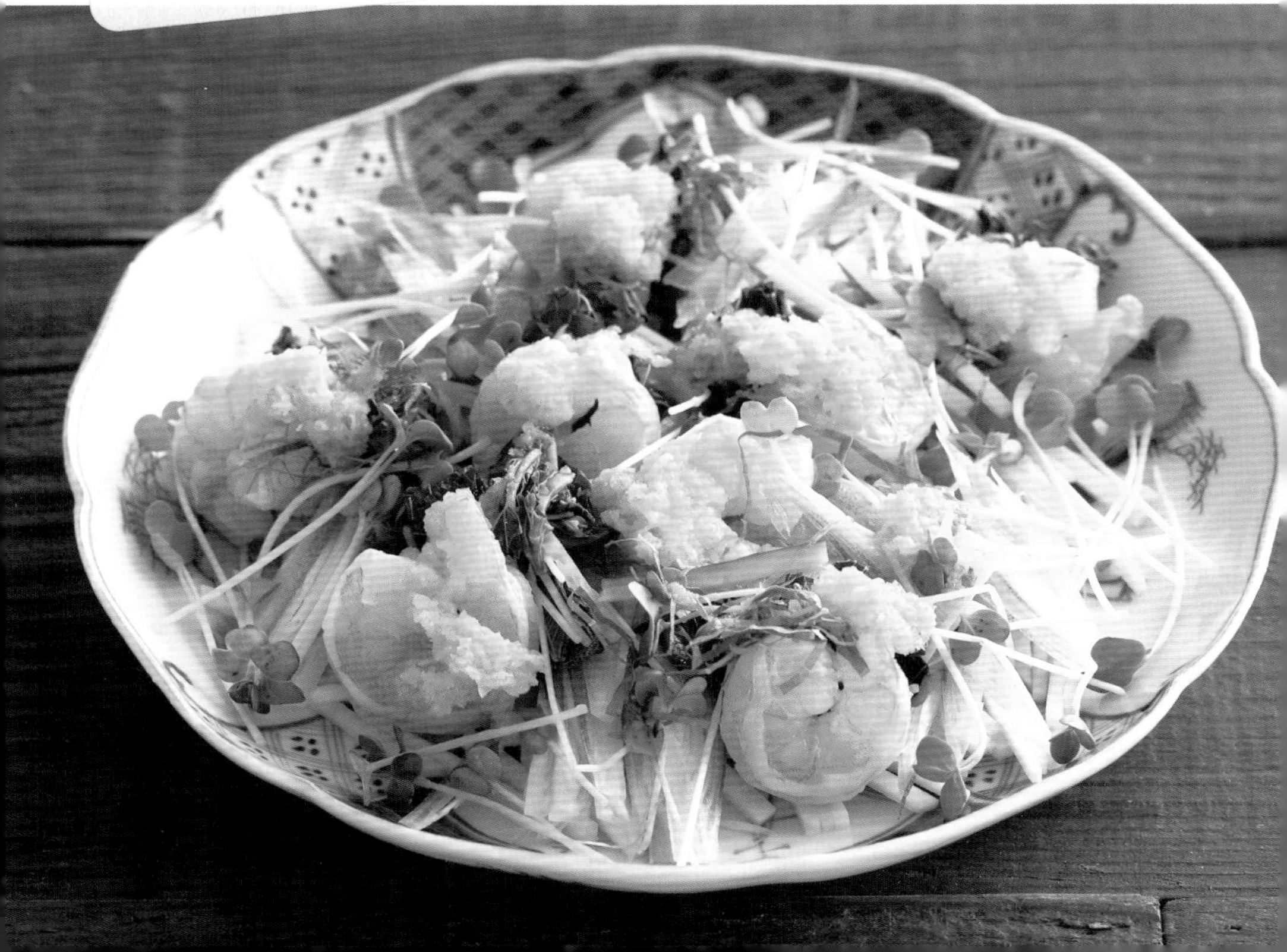

パワーサラダです

はじめに——1

日々食べるもので体は働き、何を食べるかで健康が決まります。貴方が食に求めるものは何でしょうか。健康？　美味しさ？　ダイエット？　美肌？

私は食に関する本をたくさん書いてきました。この本で、毎日食べる食事で「究極のものは何か」という問いにお答えします。

究極の食事は「パワーサラダ」です。

私は、この本を、糖質オフをすでに実践した人たちのことを考えて作成しました。成功した人も、リバウンドしてしまった人もいると思いますが、このパワーサラダは、これからずっと続けて欲しい食事法です。減量のための厳しい糖質制限ではなく、一生続けられる食事法です。

炭水化物（糖質＋食物繊維）・たんぱく質・脂質の3大栄養素と、ビタミン・ミネラルを含めた5大栄養素の正しい摂り方の秘訣は、「パワーサラダ」を食べることです。

私は、パワーサラダによって、皆さんに野菜の美味しさに気づいていただきたい

究極の食事は

のです。そして、毎日野菜を食べることを習慣づけていただきたいと、強く願っています。

そして、そのためには、美味しくなければなりません。継続するための秘訣は、その食事法が美味しいことです。

今回は、料理研究家の行正り香さんの力をお借りして、美味しいパワーサラダの作り方を具体的に提案します。

また、本書では、果物やすし酢を使ったレシピを紹介しています。それらのレシピに、糖質は少量ではありますが、含まれています。減量のためには、糖質を制限することが有効ですが、少量の糖質を使いながらも、野菜の摂取量を大きく増やすことには、意味があります。

行正さんの美味しいレシピにより、野菜の美味しさに目覚めることは、皆さんの食生活と人生に、大きな良い変化をもたらすと、私は考えています。

医学博士　牧田善二

本当の「美容液」

はじめに——2

たっぷりの野菜とたんぱく質で構成された「パワーサラダ」は、彩り良く見た目が美しいだけでなく、体を「楽にしてくれる」食べ物です。食べた後、眠くなったりすることもなければ、体が重く感じることもありません。

しかも、作り方はとても簡単です。白い器に緑色のリーフサラダをちぎってのせ、その上にいくつか色を散らすように、お野菜や果物を並べ、たんぱく質もいっしょにのせる。後はすし酢を使ったフレッシュなドレッシングをかけるだけです。たんぱく質は特に調理を必要とするものではなく、缶詰や茹で卵などでも大丈夫です。

多くの人が、美容にと野菜だけを食べたり、美容液を塗ったり、サプリメントを飲んだりしていますが、それだけではきれいな肌や髪、強い爪は生まれません。ビタミンとたんぱく質を組み合わせて、血液に栄養を与えてあげて、体の中で本当の「美容液」を、作っていかなくてはならないのです。

体に良いと知っていても、作るプロセスが難しかったり、美味しくなければ、続

パワーサラダは

けることができません。だから牧田先生と、「簡単に作ることができ、続けることが楽しくなるサラダにしましょう」とお話をしました。

毎日でなくてもいい。体に良いものを入れたいな、と思うときにすぐにトライできるレシピを集めました。夜にいただくなら、サラダだけでなく、おいしいワインを組み合わせるのもオススメです。朝ならば、夜のうちから野菜を切って、ジップ付きビニール袋に入れておくのもいいし、茹で卵なら4、5個まとめて茹でてしまって冷蔵庫に入れておくだけでもかまいません。基本は、あまり難しいことは考えず、たっぷりの野菜とたんぱく質を組み合わせる、たったそれだけのことなのです。

せっかく生きるなら、男女ともに、なるたけ小綺麗に、そして健康に生きていけたら素敵です。パワーサラダは体にとって最強のサプリメント、しかも美味しいサプリメントではないかと思います。コンビニのお野菜や缶詰を使ったり、週に一回の「パワーサラダｄａｙ」を決めたりすることから、はじめてみるのもいいかもしれませんね！　ぜひ皆さまに、楽しんで作っていただけますよう！

料理研究家　**行正り香**

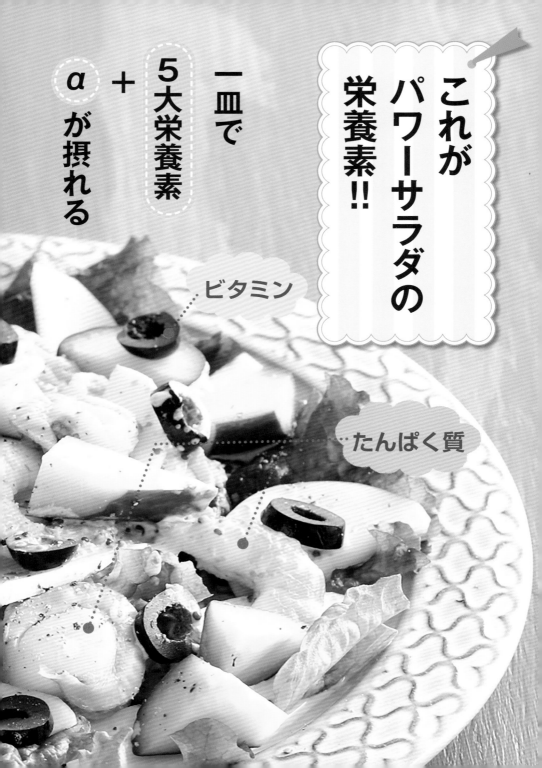

これがパワーサラダの栄養素!!

一皿で5大栄養素+αが摂れる

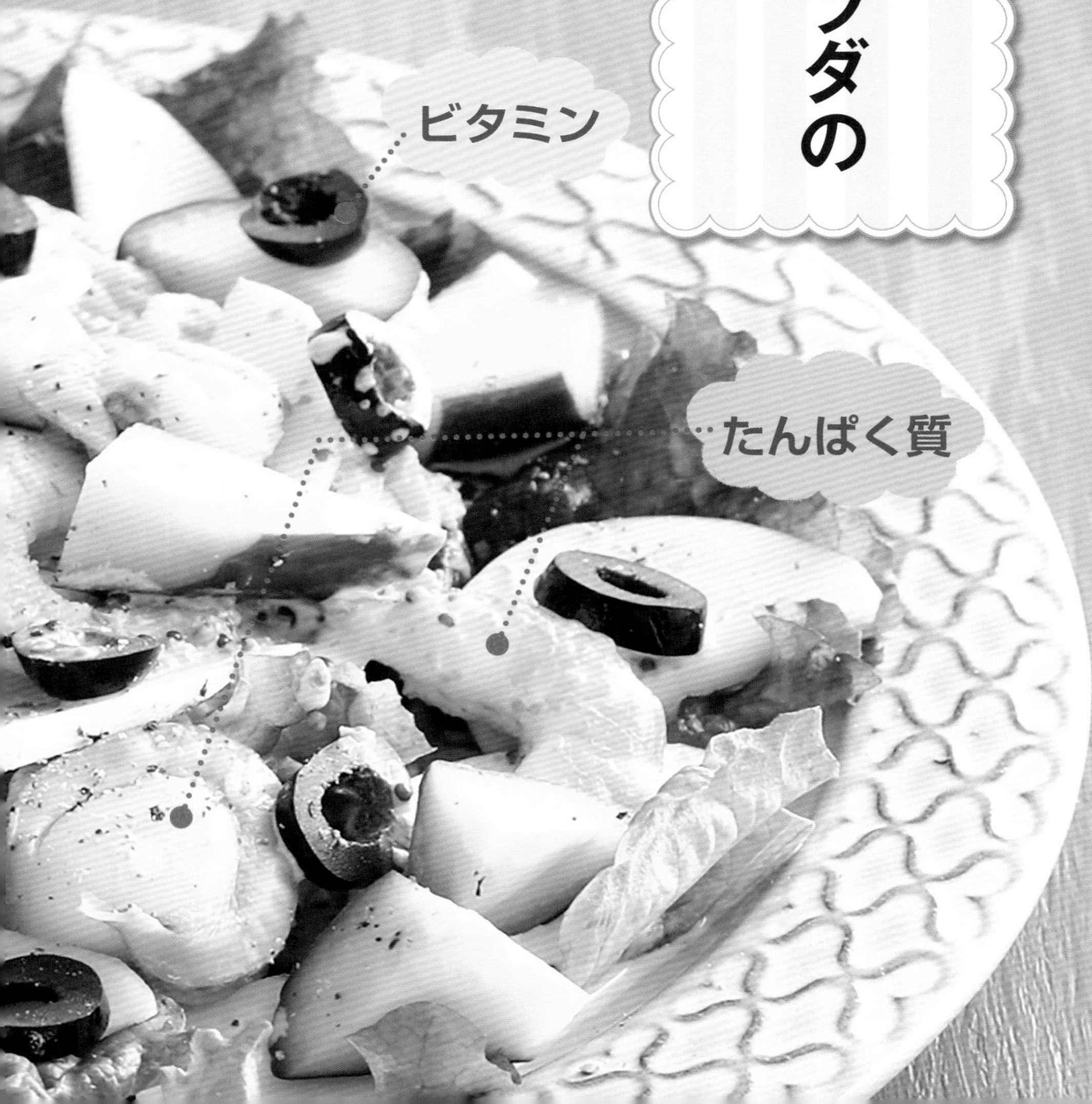

生野菜には、ビタミン・
ミネラル・炭水化物が豊富。
海老やホタテには、良質の
たんぱく質がたっぷり。
そしてオリーブオイルには、
良質の脂質が！
このように
パワーサラダには、
５大栄養素が大集合します。
さらに、食物繊維や野菜の
特別な栄養素もプラス。
すべての栄養素を
一皿で摂れる完全食、
それがパワーサラダです！

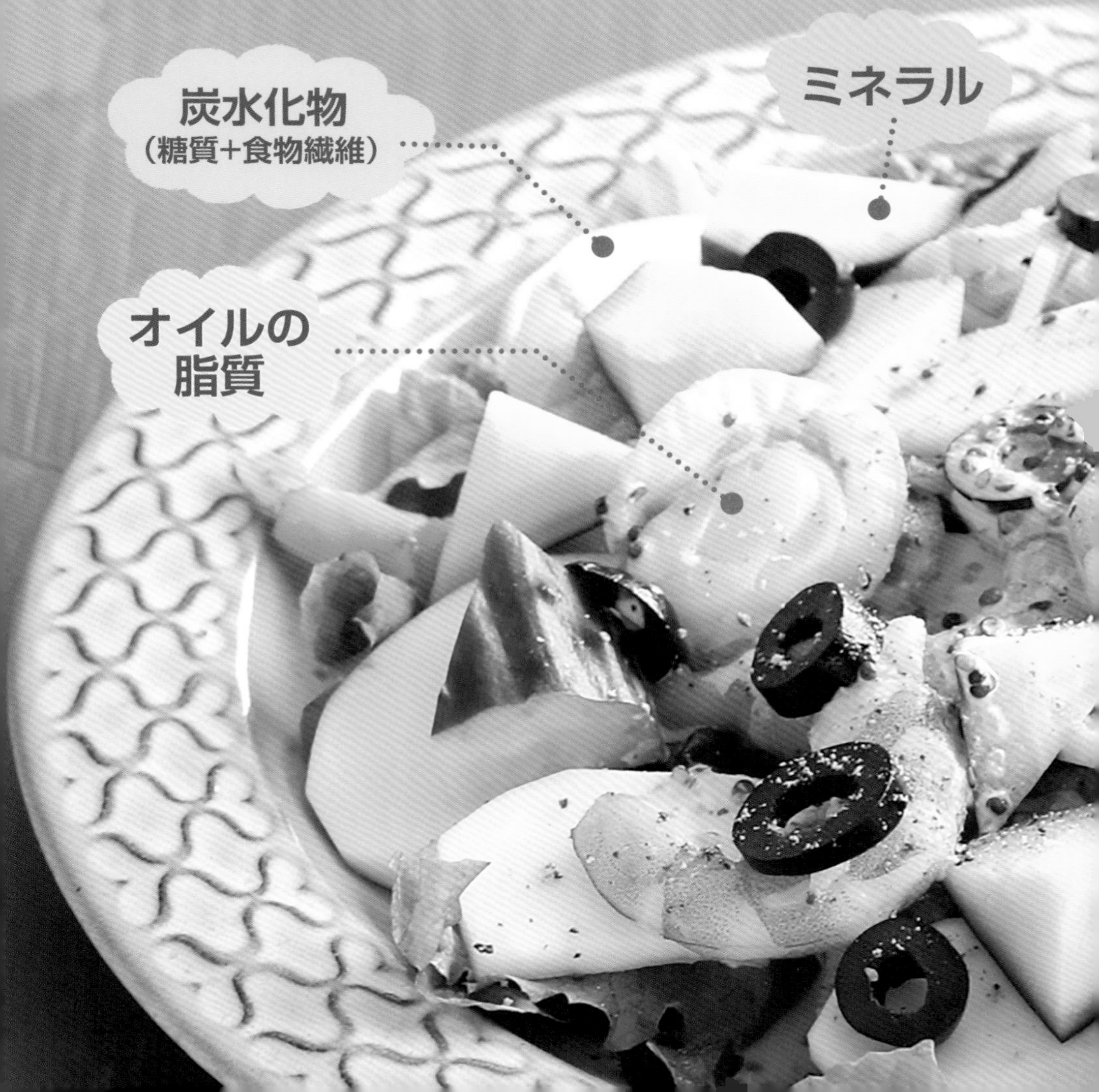
ミネラル
炭水化物
（糖質＋食物繊維）
オイルの
脂質

名医がすすめる最強の食事術

一生健康　パワーサラダ

目次

Part 5 手頃なたんぱく質で毎日アレンジ！

Introduction

パワーサラダで痩せる！
病気知らずに！

簡単に言うと「パワーサラダ」の「パワー」とは、肉や魚のたんぱく質のこと。たんぱく質が入ることで、サラダの栄養も美味しさも大幅アップ。美味しく食べて、健康になりましょう。

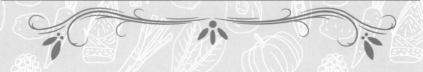

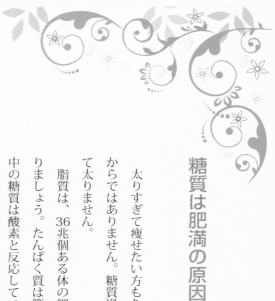

糖質は肥満の原因

太りすぎて痩せたい方もたくさんおられるでしょう。太るのはカロリーを摂りすぎるからではありません。糖質過多が原因です。脂質やたんぱく質をたくさん食べても決して太りません。

脂質は、36兆個ある体の細胞を守る細胞膜やホルモンを作る材料なので、しっかり摂りましょう。たんぱく質は筋肉などの体の組織を作るのに必要です。一方、炭水化物の中の糖質は酸素と反応してエネルギー源になります。過剰に食べすぎると糖質は脂肪に作り変えられ脂肪細胞などに蓄えられます。つまり太るのです。

ここで大変困ったことがあります。**人間の体では、糖質をたくさん食べるように、脳が設計されています。具体的には、糖質を食べるとご褒美としてドーパミンという幸せを感じるホルモンが出ます（このしくみを報酬系と呼びます）。**だからご飯、パン、特にケーキや和菓子などの砂糖が多く含まれるものを絶えずたくさん食べていると、やめられなくなるのです。これが糖質中毒です。これに陥っている人は非常に痩せるのが難しくなります。

どうすれば中毒から逃れて余計な脂肪をつけないようにできるのか。答えはパワーサラダです。

パワーサラダは、あなたの舌を変え、健康をつくる！

ご飯、パン、ケーキが大好きな人の舌は、**甘いものを美味しいと感じるように変わってしまっています。**だから、甘いものだけが美味しくて、野菜や肉・魚の美味しさを感じられなくなっています。

厚生労働省の勧める理想の食物バランスは、摂取カロリーで、炭水化物50～65％、たんぱく質13～20％、脂質20～30％です。これでは、炭水化物の摂りすぎですが、詳しくは後述します。

そして、肉などに含まれる飽和脂肪酸という脂質をたくさん食べるほど脳卒中や心筋梗塞は減る、という今までの私たちの常識を覆す報告が、筑波大学などの日本人グループの研究でわかってきました。脂質はたくさん食べたほうが良いのです。

一方、炭水化物の食べすぎは、大変危険です。厚労省の炭水化物の推奨量は、男性３１６～３８１グラム、女性は２５２～２８８グラムです。ご飯やパンが大好きとかケーキ、お菓子がやめられないいわゆる糖質中毒の人なら５００グラム以上食べているでしょう。ご飯もパンも残念ながら太ります。ケーキやお菓子はもっと太ります。そしてどちらもみんなが大好きです。ですから、痩せて健康的な食事に変えるためには、甘いものが好きという舌を変えることが、どうしても必要です。

このための提案がパワーサラダです。野菜の美味しさをもう一度知ってください。そして、もう一度肉や魚もたくさん食べて健康な体を取り戻してください。ズバリ、様々な野菜の味に目覚めて欲しいのです。健康維持のためには野菜は1日350グラム以上必要です。

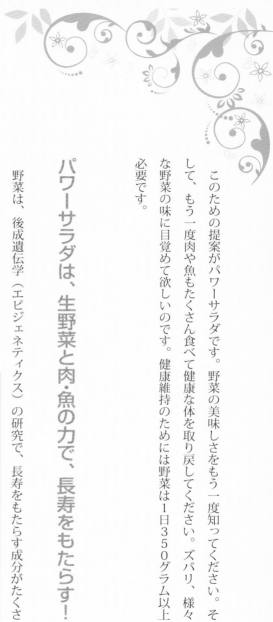

パワーサラダは、生野菜と肉・魚の力で、長寿をもたらす！

野菜は、後成遺伝学（エピジェネティクス）の研究で、長寿をもたらす成分がたくさん含まれていることがわかっています。**5大栄養素のうち不足しがちなビタミンやミネラル、そして食物繊維が、野菜には豊富に含まれています。**

そして、葉物野菜にはカリウムが多く含まれていて、血圧を下げる働きがあります。ブロッコリー、大根、キャベツ、白菜、チンゲンサイなどのアブラナ科の野菜には、スルフォラファンという血糖値を下げる成分が入っています。スルフォラファンには、男性の肺がんを減らす効果も報告されています。特に生のキャベツが肺がんを予防するという日本人の研究報告もあります。また、クレソンや大根おろしなどに含まれるイソチオシアネートという成分は、男性にはがんの予防に、女性には脳卒中や心筋梗塞の予防に効果があると報告されています。ところが、このイソチオシアネートは加熱すると、有効性が消えてしまいます。さらに、体の活性化に重要な働きをするビタミンCもBも、加熱すると壊れてしまいます。つまり生のサラダは、これらの栄養素を摂り入れられるので、あなたの健康にとってとても良い食べ物なのです。

そして、この野菜にプラスして必要なのは、たんぱく質が豊富で脂質も含まれる肉と魚です。野菜に肉または魚を加えた食事が、栄養的に完璧な料理です。

肉には飽和脂肪酸という脂質が多く含まれていますが、前述のようにこれを多く食べれば食べるほど脳卒中や心筋梗塞が減ることがわかりました。

また、魚にはEPA、DHAといった動脈硬化を抑える脂質（オメガ3脂肪酸）が含まれています。つまり肉も魚も健康に良い成分を含んでいるので、しっかり摂りたい食品なのです。

このように、**野菜とたんぱく質を主としたパワーサラダは、理想の食事と言えます。**このほかには全く何も要りません。しかし、糖質も必要でパワーサラダだけなら不足するのでは、と心配する人もいるでしょう。その心配は無用。野菜にもたくさん糖質の含まれるものがあって、不足する心配はありません。もしあなたが痩せすぎてしまっているのなら、じゃがいもやカボチャなどを加えれば糖質を十分に補給できます。

食事で、パワーサラダ以外に注意することは、強いて言えば水を2リットル以上摂ることです。もしお酒が飲めるのならダイエットにはオススメです。アルコールは痩せます（ただビールや日本酒などは糖質が多く太ります）。

肌の老化を防ぎ、美肌効果も！
肌の老化はＡＧＥが最大の原因です

ＡＧＥは肌を作っているコラーゲンに溜まってくる糖化物質です。糖質から作られるＡＧＥが、老化の最大の原因です。これが増えるとしわ、シミ、たるみが生まれます。したがって、それを防ぐには糖質（炭水化物）を減らすことが大事です。パワーサラダは、糖質が非常に少ないため、糖化が起こらず、ＡＧＥを抑えます。

さらに、ＡＧＥの多く含まれている食品を摂らないようにすることも重要です。こういう食品をたくさん食べると、体にＡＧＥが溜まりしわなどが増えます。高温で加熱した食品にＡＧＥは多くできます。ところがサラダにはほとんどＡＧＥが含まれていません。

肌の老化を気にするのは、今や女性だけではないようです。また、肌の状態は健康のバロメーターです。なぜなら、肌は肝臓や腎臓と同じ臓器で、しかも最も大きいものです(約3キロあります)。だから、**肌が綺麗でしわ、シミ、たるみがない若々しい肌の人は、当然内臓も健康で若々しいのです。なぜなら、色々な臓器はお互いにつながって働いているからです。**肌が汚いのに肝臓は健康的ということはありません。

パワーサラダで、美しく若々しい肌と健康な内臓をゲットしてください。

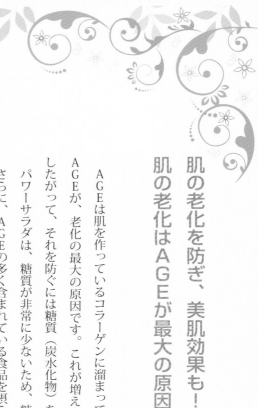

快腸・快便を実現し、大腸がんを防ぐ！

パワーサラダの野菜は、食物繊維が多く便秘にとても効果的です。あとで詳しく触れますが、食物繊維は、腸内細菌の餌になり、腸の働きを活発にします。小腸はしっかりと食べ物を吸収し、大腸は便をしっかり作り排泄します。快腸・快便です。

そして、これにより、**大腸がんのリスクが減ります。**実は女性のがんでの死亡数ナンバーワンはこの大腸がんです(罹患数が一番多い乳がんは死亡数では5位です)。だから、がんを予防するために特に女性にはパワーサラダがオススメなのです。

また、前述（16ページ）のように、キャベツなどアブラナ科の野菜をたくさん食べると、男性の肺がんが予防できます（肺がんは男性のがん死亡のダントツナンバーワンです）。

パワーサラダで使われる肉は、大腸がんのリスクに関しては種類によって違いがあります。２０１１年の国立がん研究センターの調査では、鶏肉は最も安全、豚肉も大量に食べなければ安全、牛肉は食べすぎると大腸がんの危険が少し高まります。特に女性では大腸がんのリスクが高まります。その理由は、女性は便秘の人が多いのでがんの原因になる物質が長く大腸に留まるからではないか、と考えられています。

魚はがんを増やすことはありません。先述（16ページ）のエピジェネティクス研究では、長寿には野菜、果物、魚、鶏肉、適度のアルコールが良いと報告されています。

免疫力アップで、コロナ感染も予防！

最近は、新型コロナウイルスの感染に備えて免疫力を高めたい、と考える人が増えていると思います。**野菜に含まれるビタミンC・B_1・B_2・B_6・A・Eは免疫力を高め感染症に対する抵抗力を高めてくれます。**具体的には、ビタミンＣ・Ａ・Ｅは抗酸化作用を持ち、ビタミンＣは白血球の働きを強化して体内の免疫力を高め、さらにビタミンＡは喉や鼻の粘膜を強くしてくれます。

また、サラダの野菜は食物繊維が豊富なので腸内細菌の善玉菌を増やし免疫細胞の働きを助けます。さらに、先述のアブラナ科の野菜に含まれるイソチオシアネートは、免疫細胞を守る働きがあります。

つまり、コロナを予防し重症化を防ぐためには、パワーサラダが効果的なのです。

Part
1

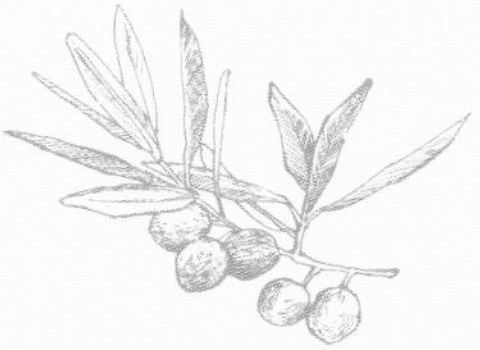

簡単！豪華！
パワーサラダの５つの魅力

パワーサラダは、栄養面以外にも魅力がいっぱい。作りやすくて、美味しくて、食べ応えもばっちり！　さらに、見た目も豪華で、食卓が華やかに。主な魅力は５つです。

魅力
1

超簡単！切って、かけるだけで完成！

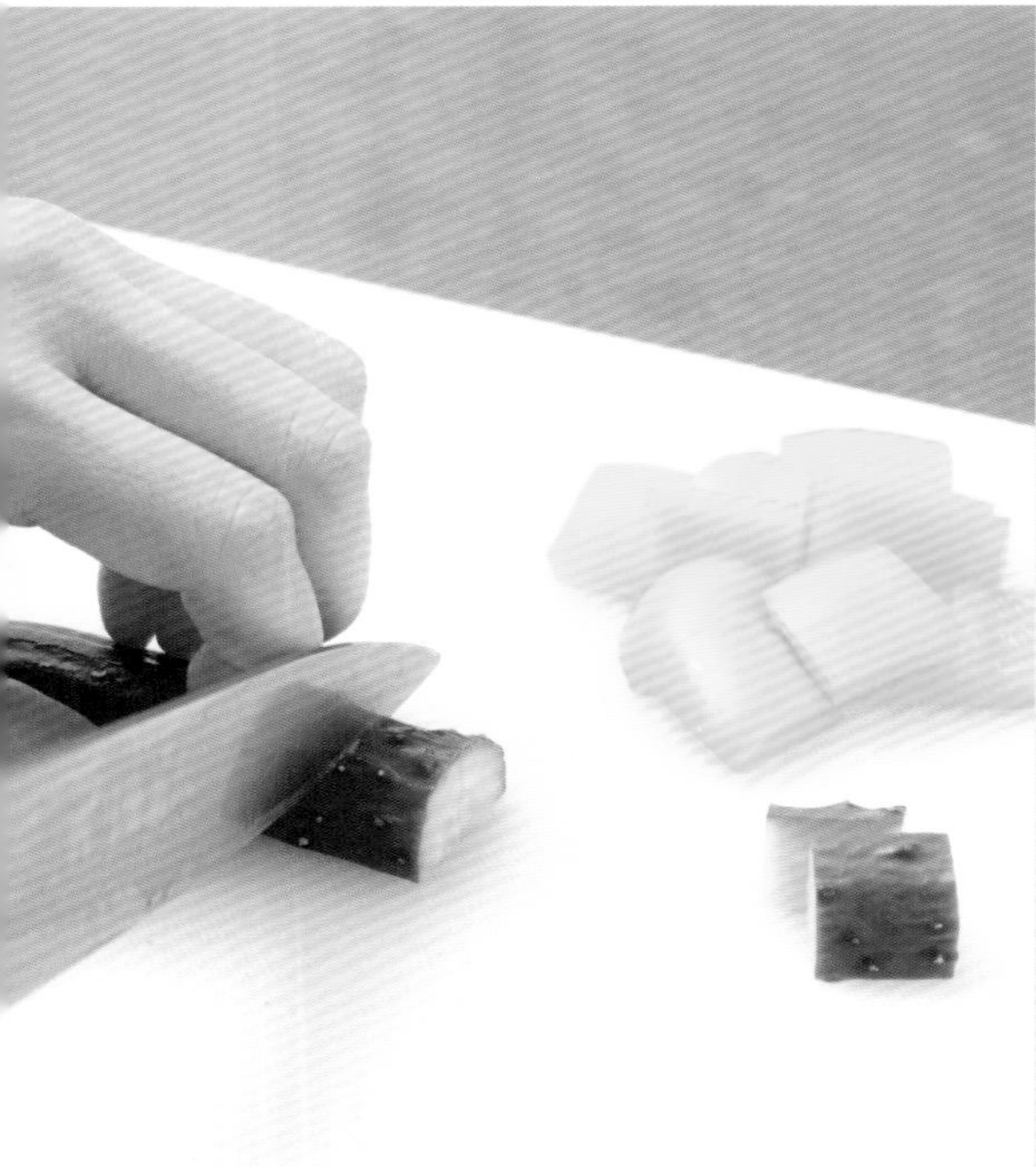

工程 1 切る

きゅうりをトントン、パプリカをトントン。この音がサラダを作っていることを実感させてくれます。そして、簡単です。

たったの2工程！

調理法は極めてシンプルです。基本的に火を使う工程がないので、食材を切って、ドレッシングをかければ出来上がりです。10分で作れます。

野菜は主に角切り。１センチぐらいの大きさに揃えます。また、レタスは手でちぎり、にんじんなどは千切りにします。

たんぱく質は、魚の缶詰やサラダチキンなど。缶詰なら、缶のふたを開ければＯＫ。サラダチキンは、野菜と同様の角切り。

ドレッシングも簡単。お酢とオリーブオイルと塩を混ぜ、野菜たちにあえれば完成です。

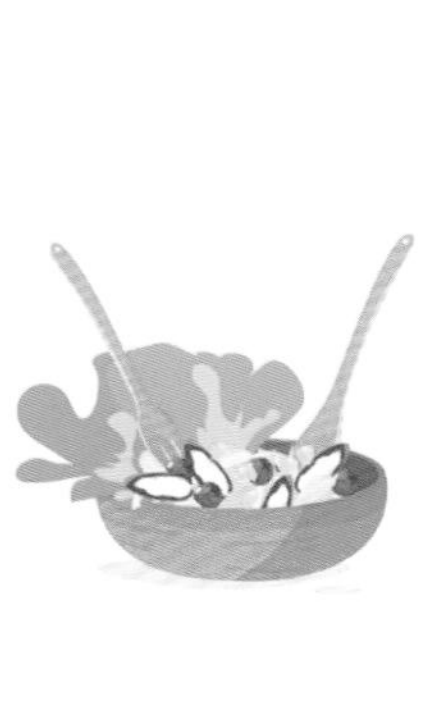

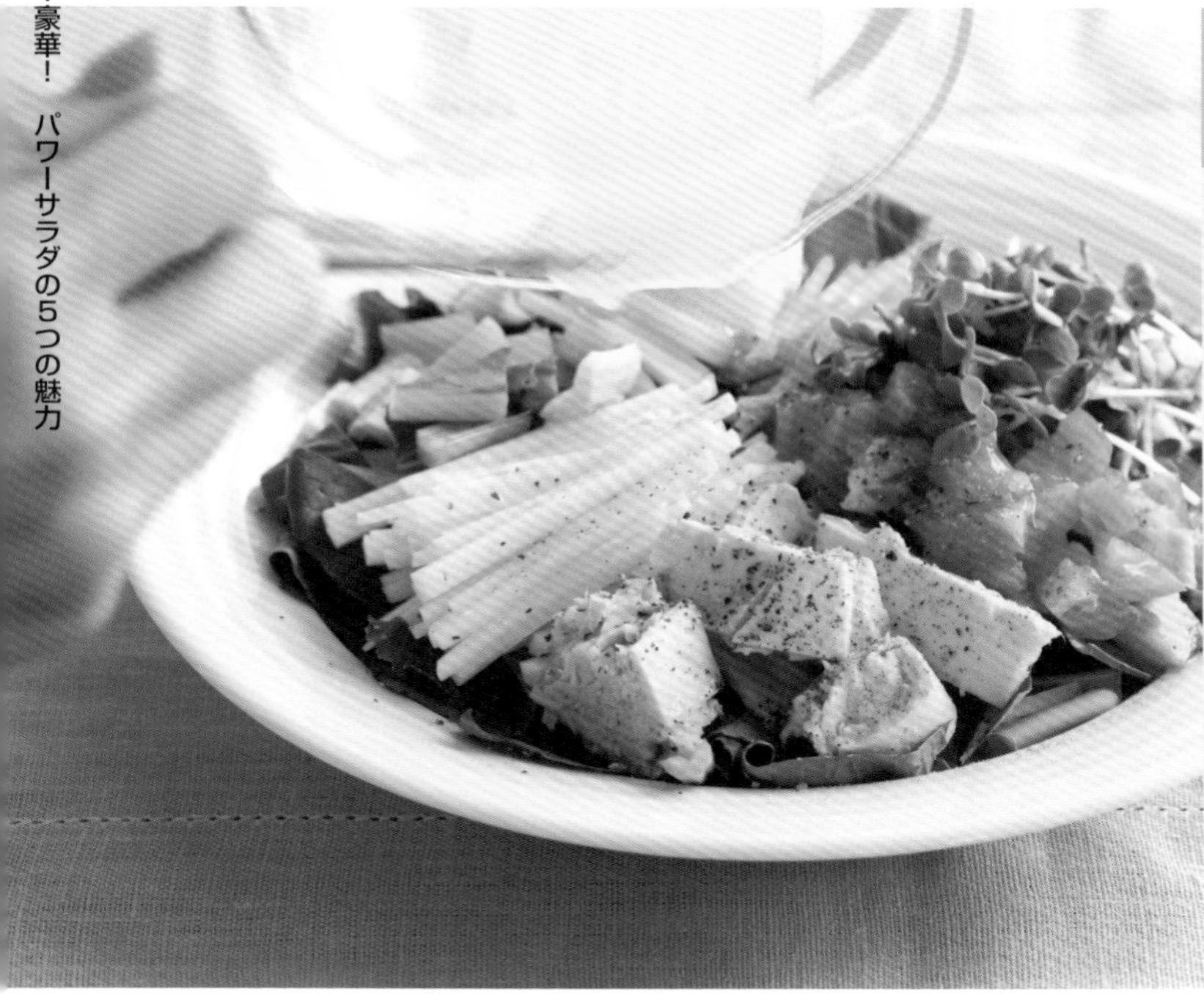

工程 2
かける

お皿に並べた野菜とたんぱく質に、手作りしたドレッシングをかけます。よくなじませて食べます。

忙しい朝にもＯＫ！

　作業がシンプルなことに加えて、加熱などの時間も不要。なので、ドタバタと忙しい朝にも、ピッタリ。前日に野菜を切っておけば、さらなる時短も可能。しかも、食べ応えがあり、パワーサラダだけで朝食はＯＫです。

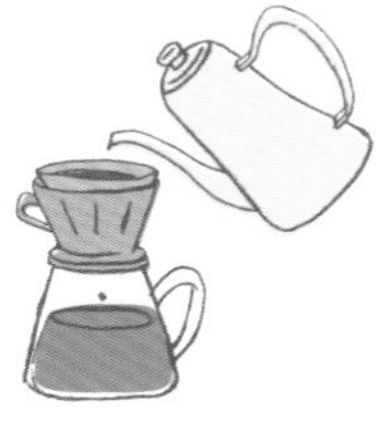

男性や料理の得意でない人でも簡単！

　切ってかけるだけの調理なので、普段は料理をしない男性に作ってもらうことも可能です。さらに、包丁を使える年齢のお子様なら、手伝ってもらうこともできます。これは野菜嫌いのお子様にも有効な方法です。

魅力
2

これだけ食べればＯＫ！パワーサラダの基本形

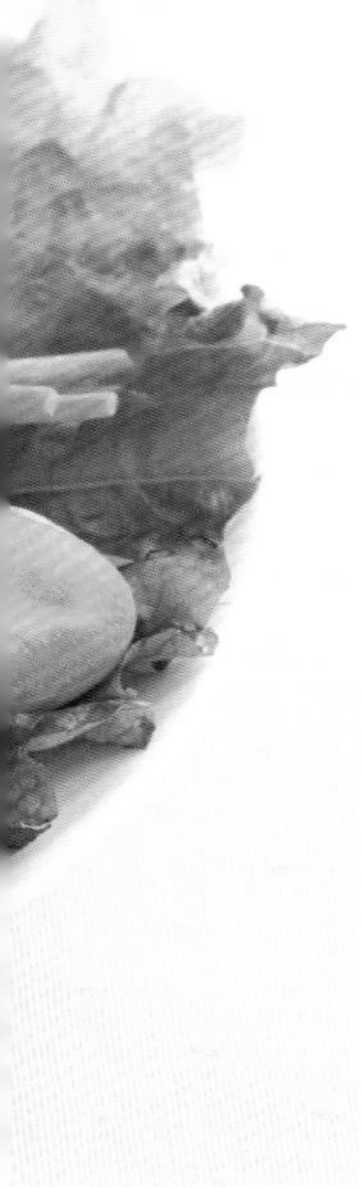

パワーサラダには、基本形があります。この基本形を少しずつ変化させることで、毎日・毎食ごとに飽きずに食べることが可能になります。

基本形の野菜は５種類。葉物はレタス類で、その他の野菜はきゅうり・パプリカ・にんじん・トマト。

たんぱく質は鶏肉と卵。

左の写真は１人前。これで、野菜の量は約１８０グラム。１日の野菜摂取目標の半分が、この一皿で摂れます。

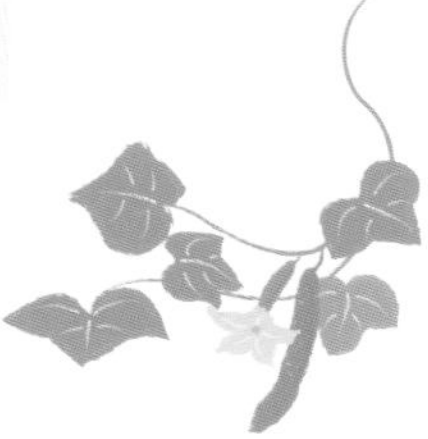

基本形の５大野菜

最も活躍する５つの野菜。糖質を抑えながら、ビタミン・ミネラル・食物繊維がしっかり摂れます。

パプリカ

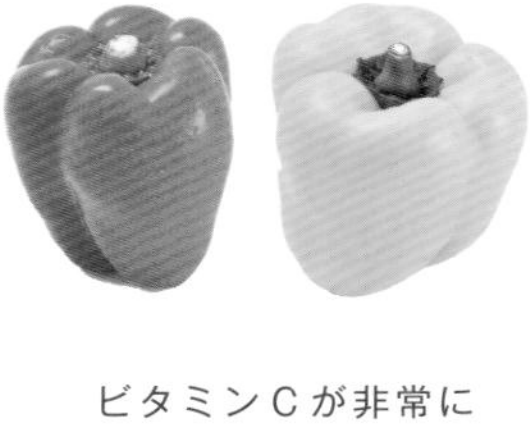

ビタミンＣが非常に多い。ピーマンと違って、クセがなく、生で美味しく食べられる。

きゅうり

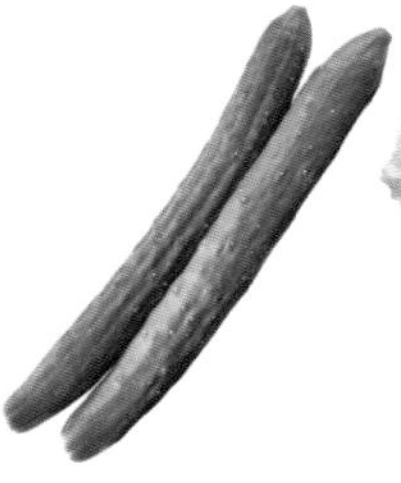

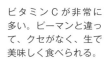

ビタミン・ミネラルが豊富。クセのない味で、サラダにぴったり。

レタス類

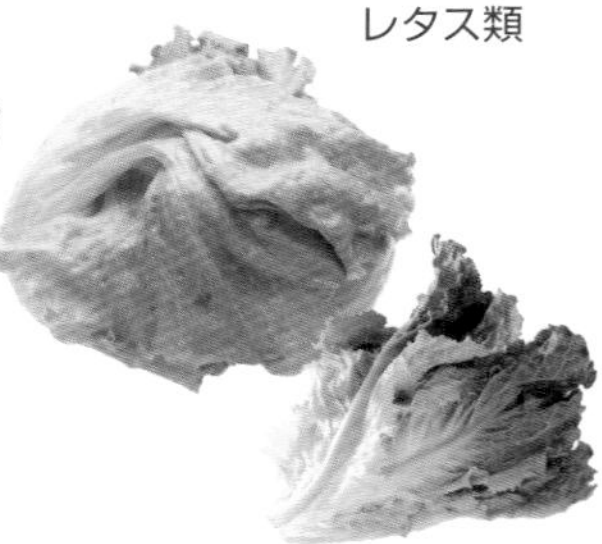

各栄養素をバランスよく含む。食感もよく、葉物の中では一番のオススメ。

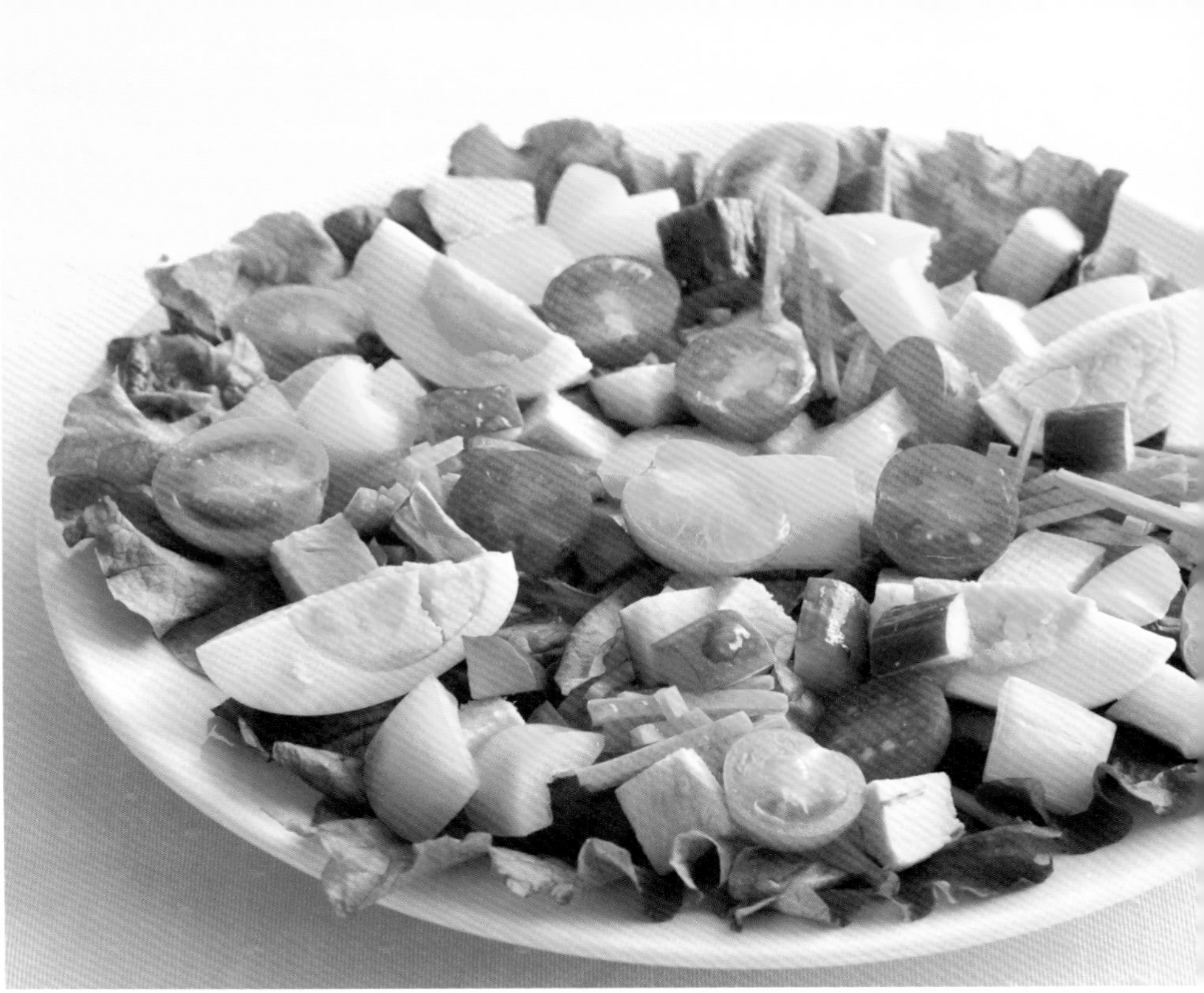

ドレッシングは、お酢＋オリーブオイル＋塩

基本のドレッシングは、3種類を混ぜるだけ。お酢は、すし酢が基本です。ドレッシングを作ることで、市販のものに含まれている添加物や悪い油の摂取が防げます。

基本形のたんぱく質は鶏肉と卵

鶏肉は脂質が少なく、ビタミンAとカルノシンを含み、卵は、ほとんどの栄養素を含む完全食品。鶏肉と茹で卵の味が、さっぱりした野菜の味を引き立ててくれます。

基本の形の栄養（野菜／184g）

糖質量（g）	15.5
たんぱく質（g）	20.3
脂質（g）	18.9
食物繊維総量（g）	3.1

カリウム（mg）	610
カルシウム（mg）	72
鉄（mg）	2.1
ビタミンA（μg）	409
ビタミンE（mg）	3.3
ビタミンB1（mg）	0.16
ビタミンC（mg）	71

トマト

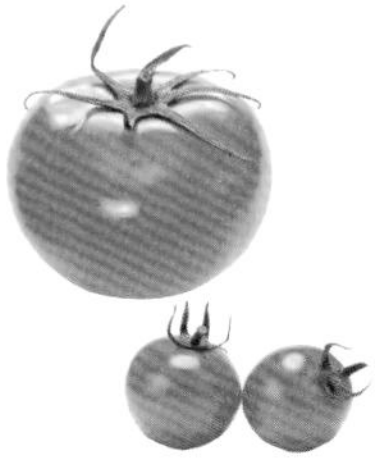

リコピン以外にもビタミンが豊富。オイルとの相性もよく、味も合う。

にんじん

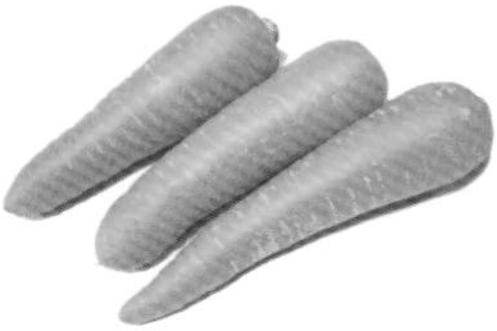

βカロテンが非常に豊富。千切り・薄切りにして、生でサラダに。

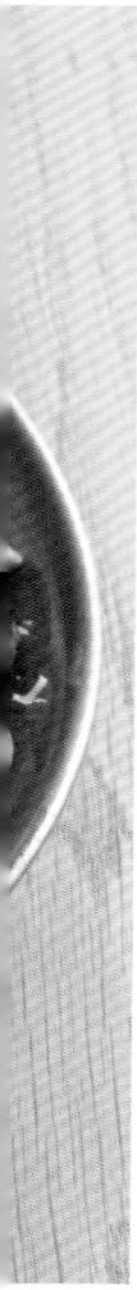

魅力

3

基本形のアレンジで毎日食べられる！

毎日新しいメニューを考えるのは、結構大変なもの。しかし、パワーサラダは、基本形のアレンジで少しずつ内容を変えていくことで、毎日楽しく続けられます。

大きいアレンジは、たんぱく質とドレッシングが担当。小さいアレンジは、野菜や果物が担当。同じ野菜でも、魚や肉が変わり、味付けが変われば大きく変化します。そして、普段はサラダに使わない食材を使うことでも大きく変化。パワーサラダは変化を楽しめる料理です。

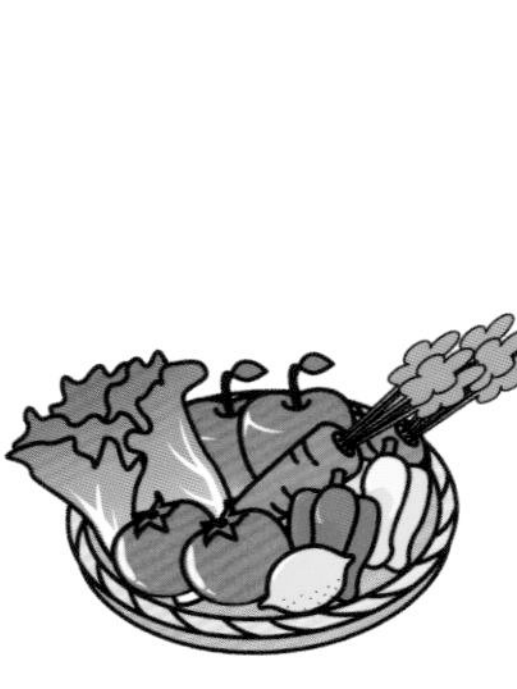

たんぱく質でアレンジ

鶏肉を他のたんぱく質に変えましょう。ここではツナ缶に。魚の缶詰は、栄養豊富で安価。また、魚の刺身もオススメ。豚肉・牛肉を使うと、豪華なサラダに変身します。

野菜類でアレンジ

色々な野菜を使用できます。ここではナッツのアーモンドを使用。ナッツは、食物繊維とビタミンが豊富。他にも海藻類、キノコ類の活用もOK。変化が楽しめます。

パワーサラダは40・30・20・10で作る！

これは見た目の分量ですが、葉物が40％、他の野菜30％、たんぱく質20％、ドレッシング10％の割合で、パワーサラダを作ります。野菜は合計で70％。これだけ多くの野菜を食べられる料理なのです。

ドレッシング・トッピングでアレンジ

ドレッシングは、お酢を変えたり、オイルを変えたり。マヨネーズやすりごまを加えるのもOK。トッピングは、チーズやのりを使うと、サラダがぐんと、引き立ちます。

糖質は抑えつつ果物でのアレンジもOK

果物の酸味・甘味のさわやかさは、パワーサラダの魅力をアップしてくれます。食べやすくなり、野菜嫌いの人にも喜んでもらえます。りんごやアボカドなどがオススメ。

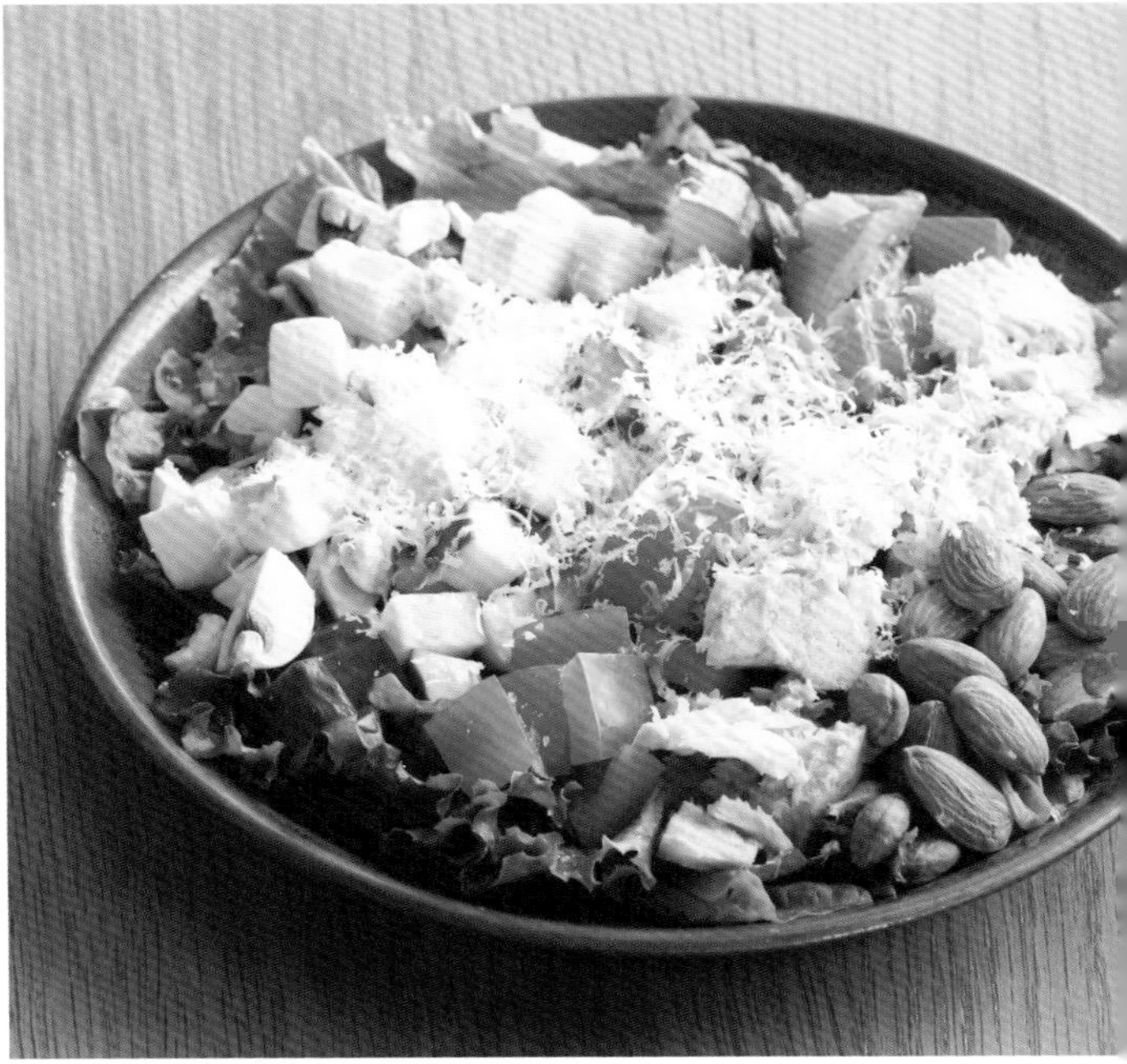

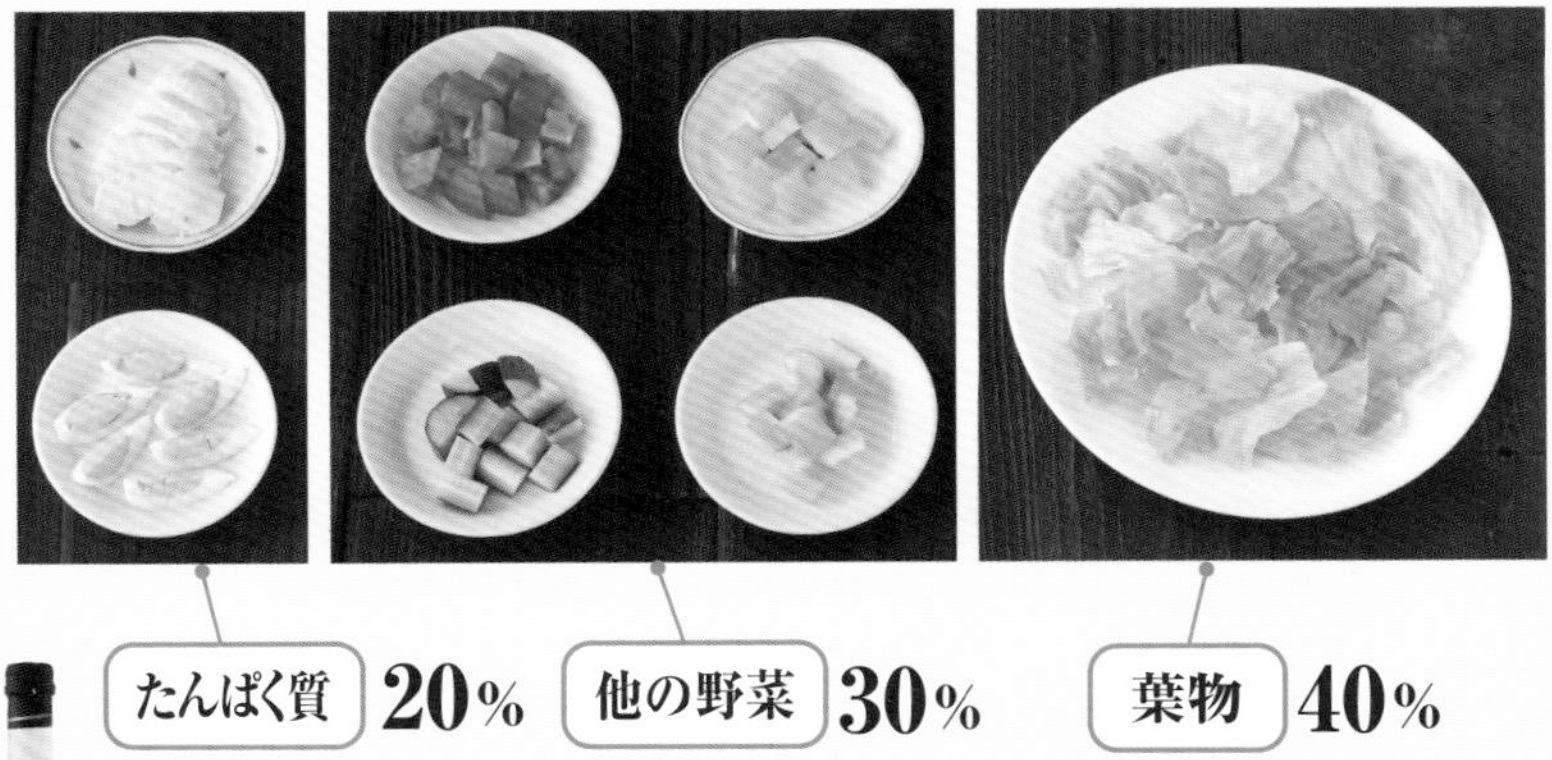

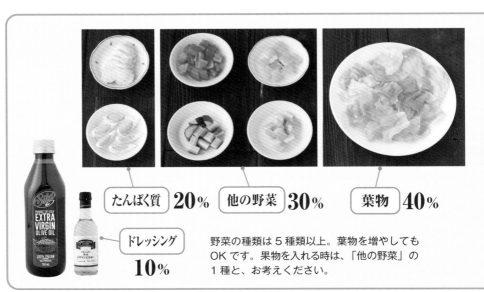

野菜の種類は5種類以上。葉物を増やしてもOKです。果物を入れる時は、「他の野菜」の1種と、お考えください。

魅力 4

旬の野菜の栄養がしっかり摂れる！

旬の野菜には栄養がたっぷり。そして、美味しさも最高。旬の生野菜の美味しさをシンプルに味わえるのがパワーサラダです。

季節の果物・たんぱく質も入れてＯＫです。春夏秋冬、それぞれの季節の喜びを食卓で味わうことができ、野菜の美味しさを再発見できます。

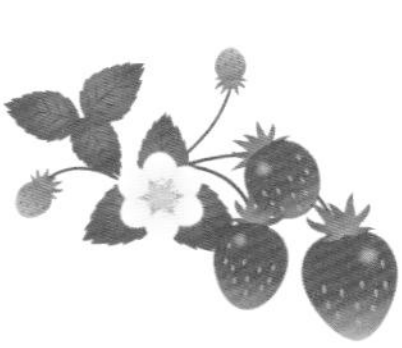

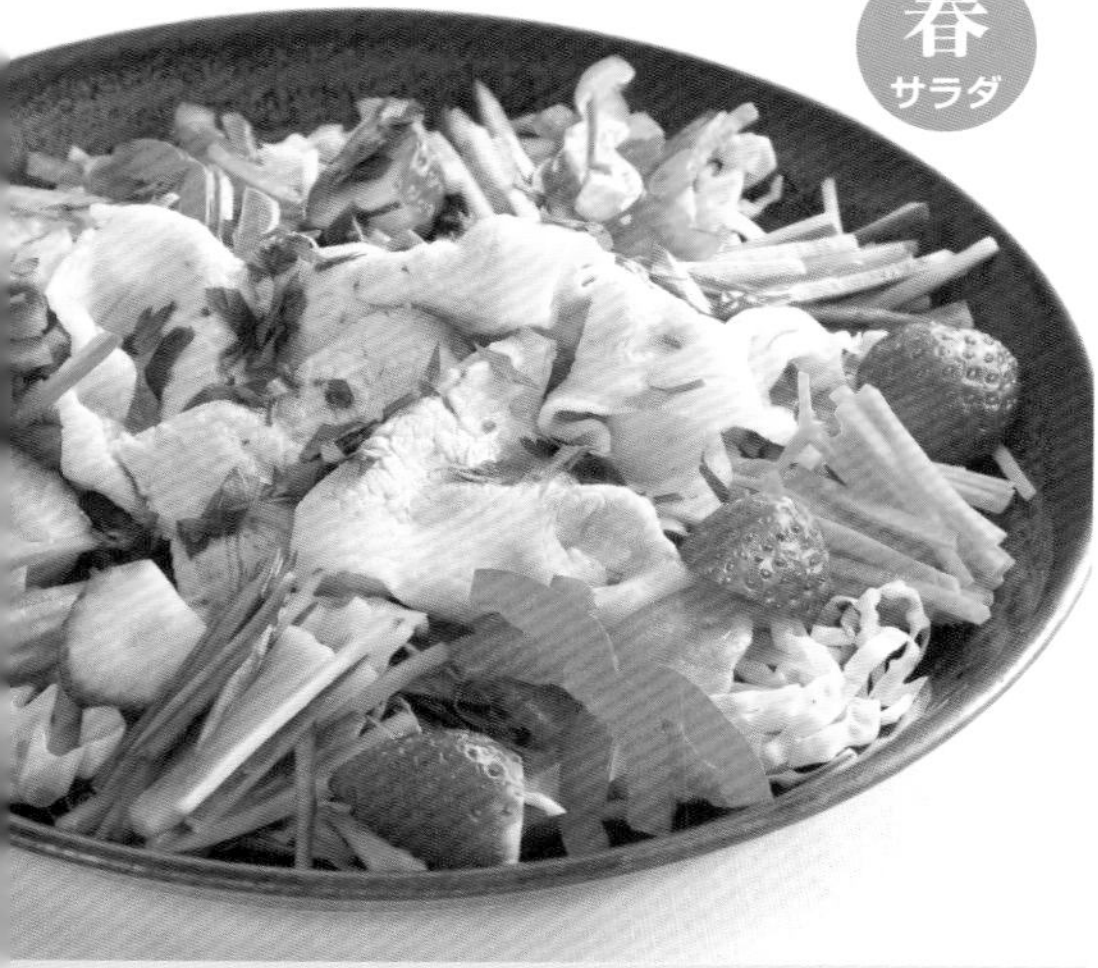

［豚肉と春キャベツのサラダ］ 旬のキャベツとイチゴがポイントの、新感覚サラダ。

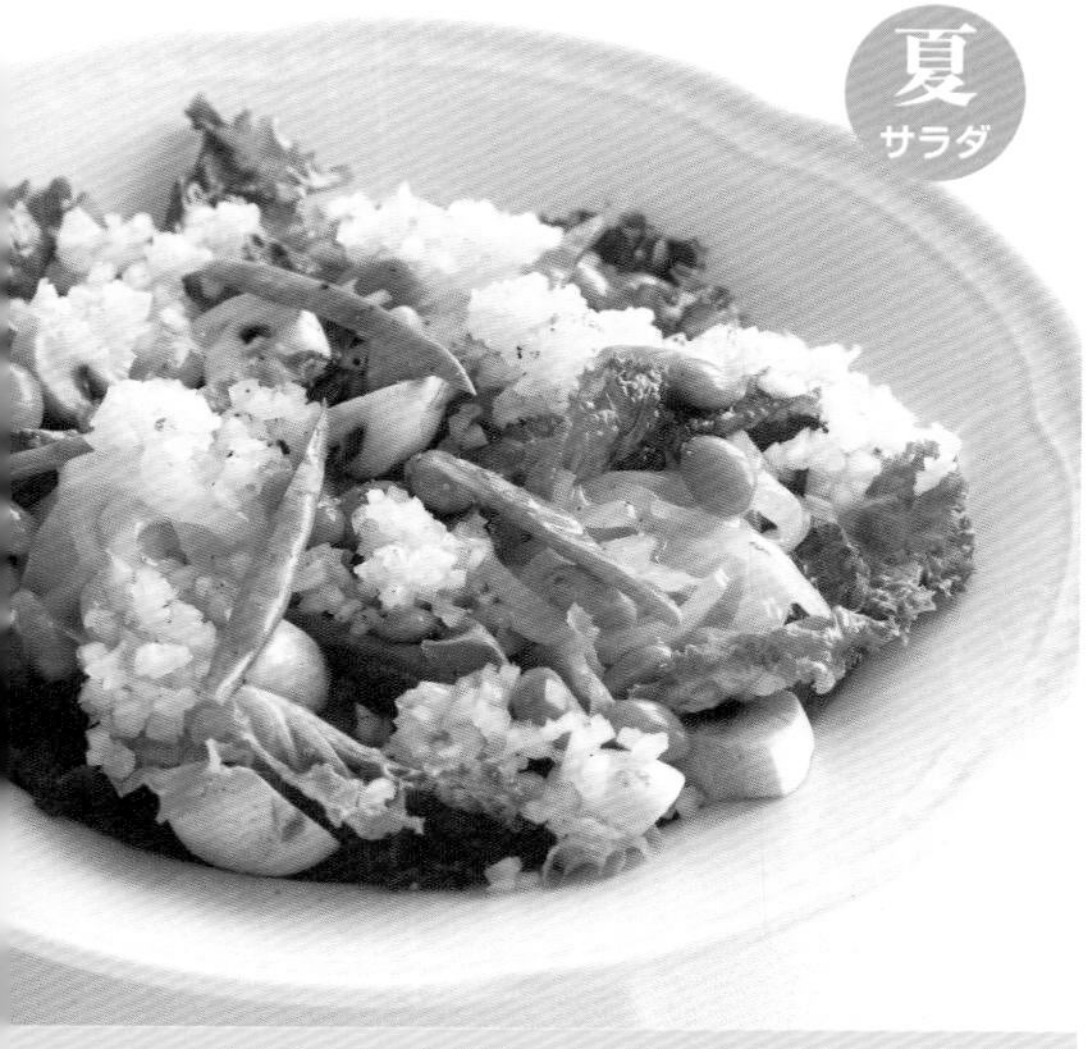

［イカといんげん・枝豆のサラダ］ 剣先イカの刺身と夏野菜の、涼やかなサラダ。

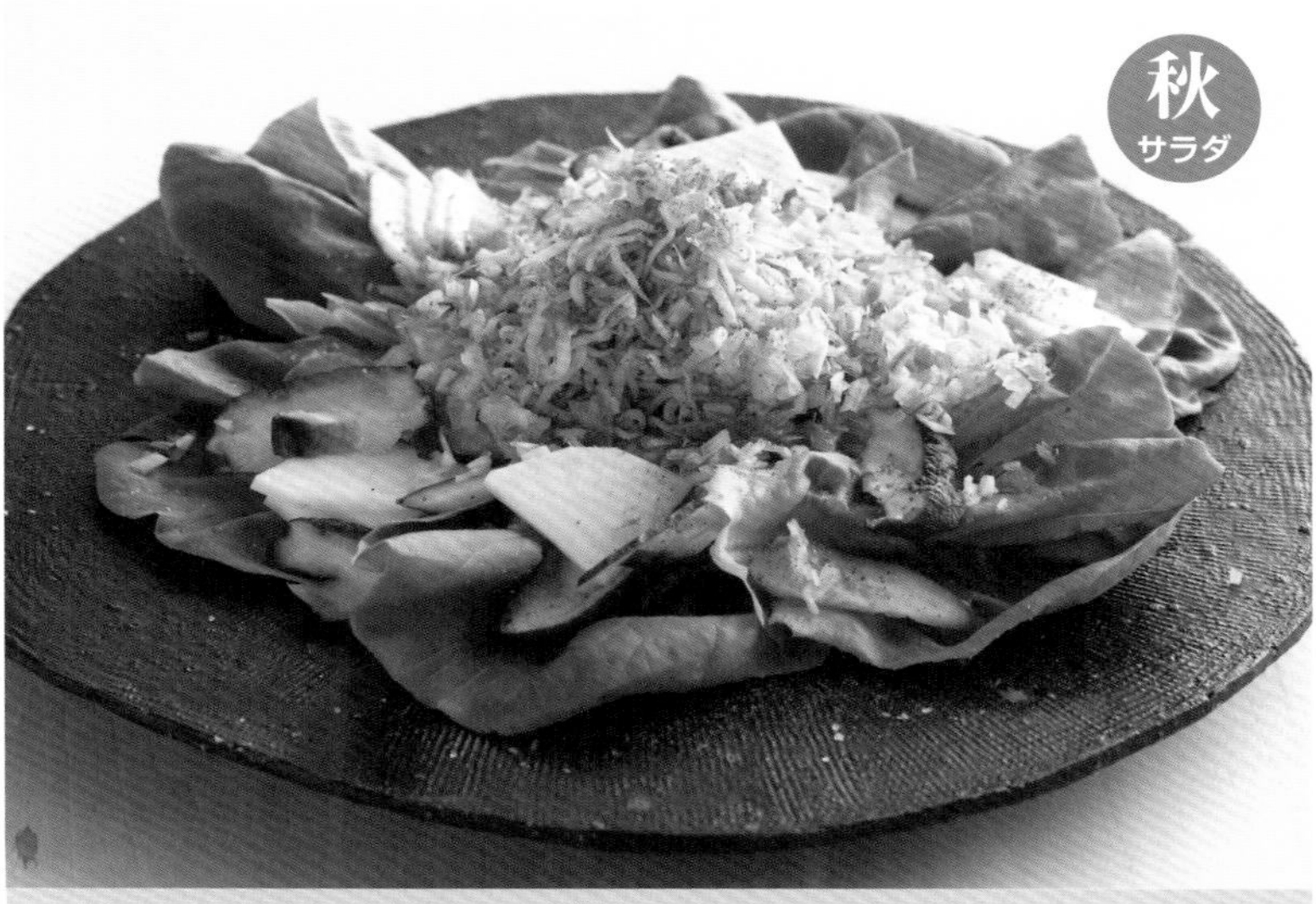

［シラスと焼きしいたけのサラダ］　シラスの旬は春と秋。
焼きしいたけとの組み合わせで香ばしく。

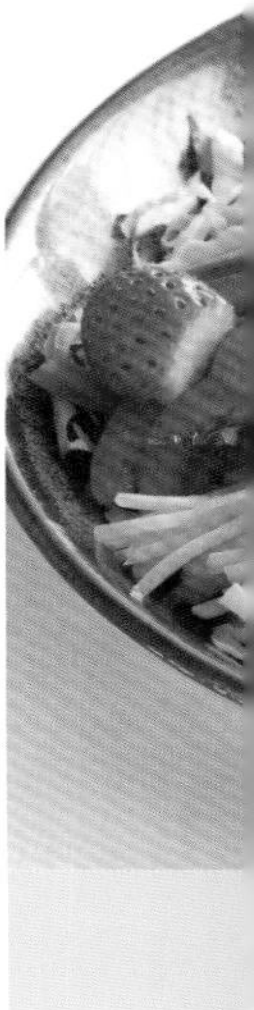

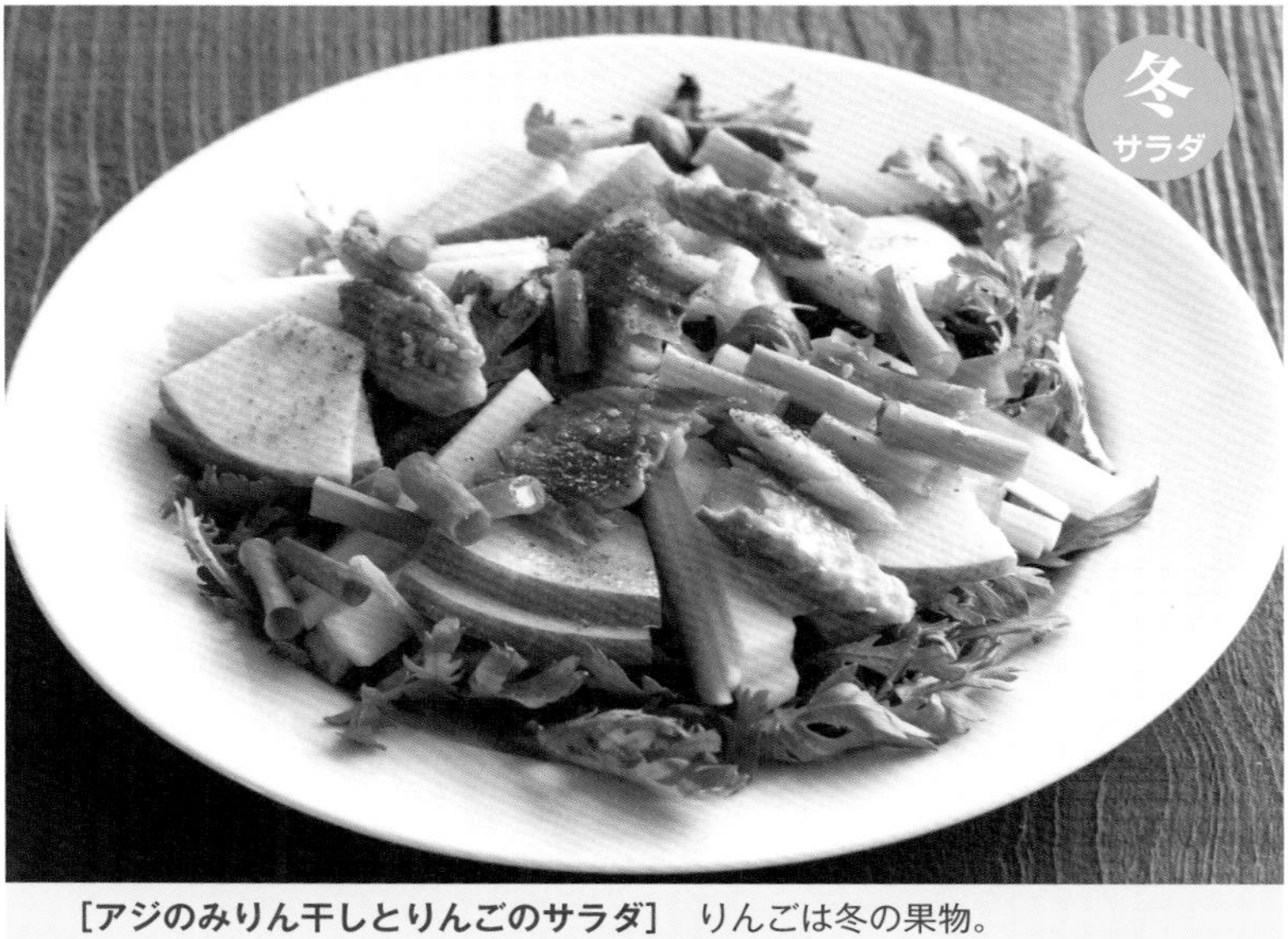

［アジのみりん干しとりんごのサラダ］　りんごは冬の果物。
アジと組み合わせて美味しくいただきます。

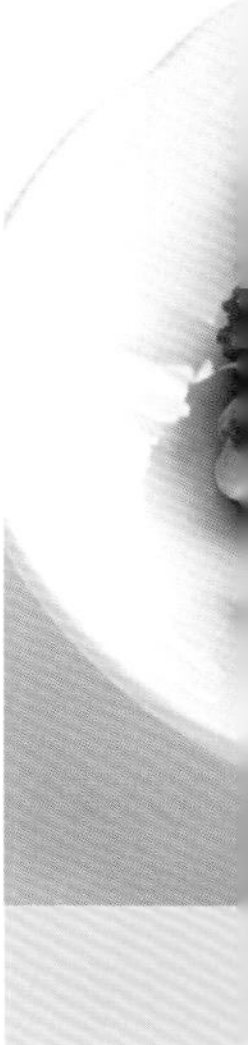

※上の四季サラダのレシピはP118～121に。

魅力 5

見た目が豪華！ しかも低価格！

●カラフル！ 生野菜は色が鮮やか！

パワーサラダは、色が鮮やかです。赤・黄・緑と、原色に近い生き生きとした色が並びます。こんな料理は、サラダ以外にはありません。

●カサもあって迫力満点！

そして、盛り付けるとカサが出ます。火を入れる料理とは違って、食材がクタっとしてないため、豪華で目立つ料理になります。

●イベントでも大活躍！

見た目の華やかさが、食卓を盛り上げます。特別な日でもパーティーでも、大活躍してくれます。脇役のサラダとは全く違う豪華さを演出できます。

●飽きが来ない！

色々な食材をバリエーション豊富な手作りドレッシングで食べるので、自分も家族も毎日飽きずに楽しめます。

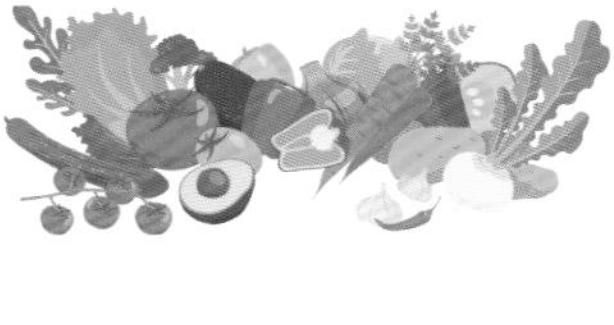

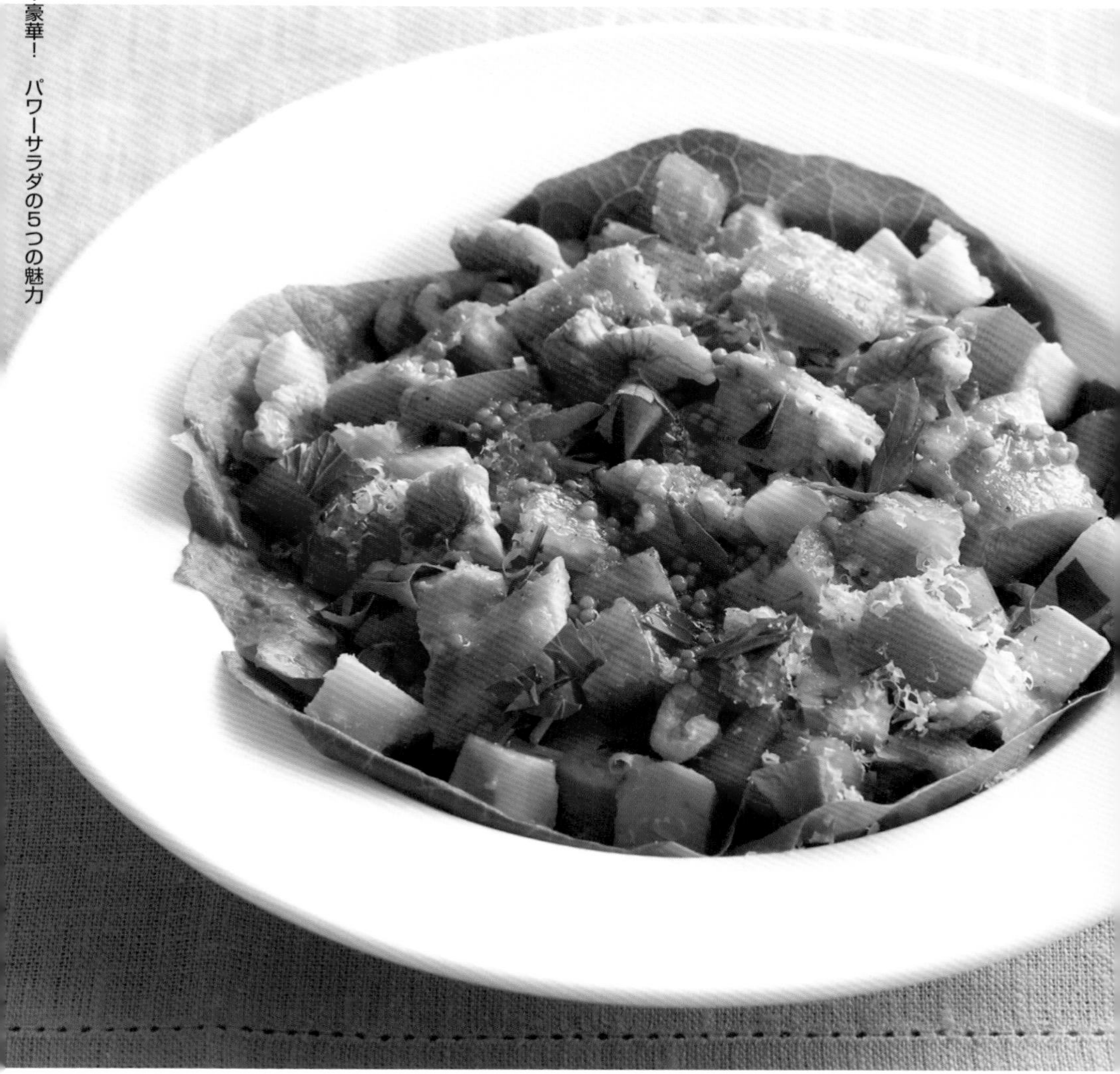

●手作りで安上がり！

パワーサラダは、デパ地下などで売っている豪華サラダをさらに健康的にしたものです。どんなサラダもたんぱく質が入ることで豪華になりますが、缶詰などのたんぱく質を使い、自分で作ることで低価格で作れます。買ってきたサラダの半額以下で食べられるのです。

Column — 1

加工食品は、添加物に注意して！

加工食品とは、加工を加えてある食品で、何らかの化学物質を加えてあるものもあります。この物質が添加物です。

腐りにくくしてある食品には、防腐剤・保存料・殺菌剤。色のきれいな食品には、着色料・発色料・漂白剤。そして、砂糖を使わずに甘くしてある食品には、人工甘味料など。これらの添加物の中には、多量に摂取すると発がん性・下痢・肝機能障害など健康を害する可能性を指摘されているものが多く見つかっています。

しかし、加工食品の中で、添加物が非常に少ないものもあります。それは缶詰類です。缶詰・瓶詰は、空気・水・細菌が入らないように密封してあり、加熱殺菌もされているので、殺菌剤・保存料が入っていません。これは、食品衛生法で定められています。ただ、増粘剤・調味料等が含まれていることがありますので、この点は、ご注意を。

加工食品を使う時は、添加物の確認をしてください。下の表は、注意したい添加物です。ほんの一部ですが、参考にしてください。

注意したい食品添加物　　使用用途・毒性の指摘・含まれている食品

亜硝酸ナトリウム (亜硝酸Na・亜硝酸塩とも表示)	発色料	発がん性・吐き気・下痢・貧血など	ハムなどの加工肉全般・魚卵など
タール系着色料 (赤色2号・黄色4号・青色1号など)	着色料	発がん性・アレルギー症状など	菓子類・清涼飲料水・魚肉練り製品など
サッカリン（サッカリンナトリウムとも表示）	人工甘味料	発がん性など	清涼飲料水・練り製品・漬物・アイスなど
安息香酸ナトリウム (安息香酸Na・安息香酸塩とも表示)	防腐剤 保存料	けいれん・肝機能障害など	醤油・清涼飲料水・キャビアなど
ソルビン酸カリウム (ソルビン酸Kaとも表示)	防腐剤 保存料	発がん性など	かまぼこなどの水産練り製品・煮豆・ジャム・ケチャップなど

Part

2

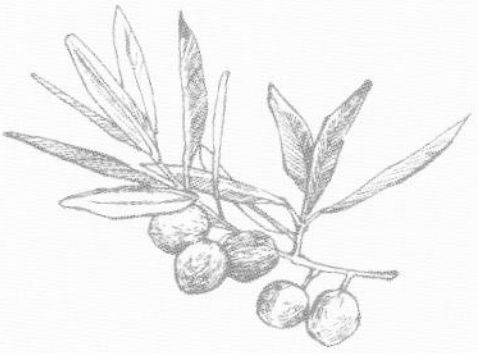

最強の健康効果

パワーサラダは栄養素がすごい！

パワーサラダは、糖質を制限しながらすべての栄養素を一皿で摂れる料理です。ここでは、パワーサラダで摂取できる栄養素に沿って、その効用とメリットについてお話しします。

パワーサラダは、不足しがちの野菜をたっぷり補える

糖質とのつきあい方は、人生を左右する大変重要なポイントです。糖質の過剰摂取は肥満を招き、健康を害します。そして、この糖質は炭水化物の中に含まれています。白米やパン、そして甘いものなどの炭水化物には、大量の糖質が含まれています。甘いものは最も避けたい食品ですが、穀物も危険です。穀物の場合は、主食として大量に食べてしまいます。その結果は糖質の大量摂取につながります。穀物は本来、糖質の他に、食物繊維・ビタミン・ミネラルを持つ植物です。しかし、精製された白米や食パンでは、皮や胚芽に含まれているそれらの栄養素の多くが失われてしまい、糖質の塊となっています。ですので、穀物の中でも白米や食パンなどは、最も注意したい食品です。

一方、積極的に摂りたい食品もあります。それは野菜です。野菜も、実は炭水化物なのですが、糖質は少なめで食物繊維が豊富です。さらに、ビタミン・ミネラルも多く含まれています。

食物繊維は、消化・吸収されない栄養素ですが、便通を改善し、腸内細菌の餌となり、腸を整え、脳の活動を支えていることがわかっています。ウイルスから体を守る免疫の

力も、食物繊維が支えています。このように、大変重要な栄養素です。そして、**この食物繊維は、穀物や野菜などの炭水化物の中にしか存在しません。炭水化物＝糖質＋食物繊維なのです。**したがって、炭水化物を大きく減らすと食物繊維が不足します。

このような理由から、**糖質の過剰摂取を改善をする時に、食物繊維の豊富な野菜をたくさん食べることは、大変重要なことなのです。**

一方、野菜は水分が多くさっぱりしており、そのままでたっぷり食べることは、結構難しいことです。しかし、ここに、強力な助っ人になる料理があります。それが、パワーサラダです。

パワーサラダは、魚や肉などのたんぱく質の食べ応えによって、普通の野菜サラダ以上に多くの野菜を食べさせてくれます。そして、たんぱく質やドレッシングを変えることで、毎日食べることができます。さらに、１日に2～3回食べることも可能です。

野菜の１日の摂取目標は３５０グラムですが、これはかなり厳しい目標です。現在の日本人の平均摂取量は、男性２９０グラム、女性２７０グラムです（平成30年厚労省調査）。しかし、パワーサラダを活用すると、３５０グラムの摂取が可能になります。１日1回のパワーサラダで半分の１７５グラムを摂取し、残りの半分は他の料理で補ってください。もちろん、パワーサラダを2回食べれば、即、目標を達成できます。

パワーサラダは、老化を防ぎ、体を元気にする！

パワーサラダを食べ続けると、老化が防げます。肌の老化のところ（18ページ）で触れましたが、**老化物質のＡＧＥは、人体の全組織の細胞を老化させます。**ＡＧＥに対する主な対策は２つあります。

○**ＡＧＥを体内に持ち込まないこと。**ＡＧＥは、高温で調理されることで食材中に生成されますので、油で揚げたり、焼いたりした料理は少なめにしましょう。

○**ＡＧＥを体内でつくらないこと。**このためには、過剰な糖質の摂取をしないこと（＝糖化を防ぐ）が有効です。

この２つの対策について、パワーサラダが効果を発揮することは前述しました。

そして、次に重要なのは、発生したＡＧＥにどう対処するかです。ＡＧＥができないようにする力＝「抗ＡＧＥ力」を持つ物質が、見つかっています。

まずはじめは、ビタミンB_1とB_6です。これらには、強い抗ＡＧＥ力があります。ビタミンB_1は、豚肉・鶏肉・レバー・玄米などに含まれ、ビタミンB_6は、マグロ・サーモン・肉類全般・野菜・バナナ・ナッツ類などに含まれます。そして、次はカルノシンというたんぱく質です。カルノシンは、ウナギ・鶏肉・マグロなどの肝臓や筋肉に多く含まれています。

これらのビタミンB_1とB_6・カルノシンは、パワーサラダでしっかり摂れます。

また、パワーサラダは、体の全細胞を元気にしてくれます。

ＡＧＥと並んで細胞の活性を下げる物質があります。それは活性酸素です。活性酸素は、人体に必要な酸素により生成され、細胞を「酸化」して錆びさせ、細胞の活性を奪います。さらに、活性酸素は炎症を引き起こし、肺炎・ガン・動脈硬化・アルツハイマー病など多くの病気の原因になります。

この酸化を妨げる力＝「抗酸化力」が、野菜のビタミンやファイトケミカルの中にあるのです。それは、ビタミンＡ・Ｃ・Ｅとリコピンやカプサイシンなどです。ビタミンＡは、緑黄色野菜（野菜の中では、βカロテンとして存在）・鶏肉・うなぎ・レバーなどに多く、Ｃは野菜・果物・ジャガイモなどに、Ｅは豆類・小麦胚芽・緑黄色野菜・魚などに含まれています。リコピンはトマトに、カプサイシンは赤パプリカなどに含まれています。

パワーサラダは、これらの抗ＡＧＥ力を持つ食品と抗酸化力を持つ食品を、同時に数種類摂ることができます。つまり、パワーサラダは、一皿で、人体の全細胞の老化を防ぎ、活性化を促すことができる料理なのです。

糖質中毒を治し、肥満を防ぐ！
（食物繊維と噛むことが、脳を改善）

糖質中毒は、前述のように、脳が糖質を喜ぶことによって起きる症状ですが、これを改善する力が、パワーサラダの中に2つあります。

1つ目は、野菜の食物繊維の働きです。**食物繊維は、腸内細菌の餌になり、その腸内細菌は、脳が働くために必要な「脳内物質」を作り出しています。**その脳内物質の中に、心を安定させる作用を持つセロトニンも含まれています。このセロトニンは、糖質中毒の原因になっているドーパミン（前述）を、コントロールすることができるのです。つまり、パワーサラダの豊富な食物繊維により、セロトニンが増加し、ドーパミンの暴走を止めることができるのです。このようにして、パワーサラダを食べることにより、糖質中毒を改善できます。

2つ目は、食べすぎを止める効果です。パワーサラダで生野菜やたんぱく質を食べる時には、未調理であることや硬さのために、噛む回数が増えます。この**咀《そ》嚼《しゃく》回数の増加により、脳が活性化して満腹中枢が刺激され、満腹ホルモンの分泌が増えます。**また、食事時間も延びるので、脳はしっかり食べたと判断します。反対に咀嚼回数が少なく食事時間が短いと、脳への刺激が弱くなり、満腹ホルモンの分泌が弱く、食べすぎることになります。

また、噛む回数が増えると、脳内のセロトニンの分泌も高まります。このセロトニン分泌の効果もあり、ますます、ドーパミンの暴走を防ぐことができます。

炭水化物の中でも、甘い単糖類・二糖類を食べた場合は、特に咀嚼回数が少ないので、満腹感が得られず、過剰な摂取となってしまいます。多糖類のデンプンが多い穀物の場合は、甘い糖類に比べれば、噛む回数は増えます。しかし、糖質を多く含んでいます。それに対し、生野菜は、満腹中枢をしっかり刺激しながら、少ない糖質量の摂取になります。

このように、**食物繊維と噛む回数が増えることによって、パワーサラダは糖質中毒を治し、肥満を防ぐことができるのです。**

また、付け加えたいのは、セロトニンの素になる栄養素の摂取です。たんぱく質が分解されてできるアミノ酸の一種のトリプトファンを摂取することで、セロトニンを増やせます。トリプトファンは、赤身魚・赤身肉・大豆などに含まれています。

これらの食材を、パワーサラダに加えることで、ますます心が落ち着き、甘い物の誘惑に勝つことができるようになります。結果として、肥満が防げることになります。

食物繊維が、腸と免疫力を改善・強化する！

野菜の食物繊維の力が発揮されるのは、脳内だけではありません。19ページでも触れましたが、大腸がん・肺がんの予防効果があります。この2つの予防効果を生み出しているのは、食物繊維の持つ、整腸作用と免疫力の強化作用です。

まず、整腸作用について。食物繊維には、水溶性のものと不溶性のものがあり、その働きが異なります。水溶性食物繊維は、水に溶け、便を軟らかくして便の排出を容易にします。不溶性食物繊維は水に溶けず、便のカサを増し、腸の蠕動《ぜんどう》運動を促します。このように、**水溶性食物繊維と不溶性食物繊維が一体となって、便通の改善をします。**

また、水溶性食物繊維は発酵しやすく、腸内細菌の主な餌になります。そして、腸内の善玉菌を活性化し、腸内環境を良くします。さらに、腸内細菌は、前述のように脳内物質のセロトニンをつくりますが、このセロトニンは腸内でも重要な働きをします。それは、腸の蠕動運動を促進する働きです。腸は蠕動運動により、食物を腸管の中で前に進めていきます。この動きを促すのが腸内細菌であり、主に水溶性食物繊維なのです。

次は、免疫力の強化作用です。免疫細胞は全身にあり、細菌やウイルスの侵入を防ぐ働きをしています。その免疫細胞の70％は腸内にあります。そしてその免疫細胞を活性化しているのが腸内細菌なのです。免疫細胞は、腸内で力を強化され、全身に向かっていきます。したがって、免疫力の強化に役立っているのは、水溶性食物繊維です。

一方、不溶性食物繊維には、腸内の有害物を吸収・排出するという効果もあり、腸内細菌を守ります。このように、この2種類の食物繊維は多面的に連携し、整腸作用と免疫力の強化作用を実現しています。**そして、水溶性食物繊維と不溶性食物繊維の比率は、1対2になることが理想的です。**

今の日本では、水溶性食物繊維の摂取不足が多く見られます。皆さんも、水溶性食物繊維の摂取を心がけてください。

水溶性食物繊維	
すごく多い	らっきょう　エシャレット にんにく　わかめ　昆布 大麦　小豆　ごぼう　納豆 きんかん　大豆　ライ麦
多い	アボカド　オクラ いんげん　モロヘイヤ 春菊　にんじん ブロッコリー　みかん

不溶性食物繊維	
すごく多い	いんげん　小豆 トウモロコシ　えんどう豆 グリーンピース モロヘイヤ　納豆
多い	マツタケ　枝豆　大麦 オクラ　ごぼう ほうれん草　ブロッコリー

「ビタミンの力」と「ビタミンの相乗効果」を利用できる！

ビタミンは人体の活動にとって、いくつもの重要な働きをしています。

例えばビタミンB類です。ビタミンB類は、糖質・たんぱく質・脂質をエネルギーに変える代謝において、重要な役割をします。B類が不足すると、エネルギーの生成がうまくいかず、疲れやすくなったりだるくなったりします。

また、ビタミンAとCとEは、前述のように抗酸化作用を持ち、活性酸素による酸化を防ぎ、細胞を元気な状態にしてくれます。具体的には、ビタミンAは、目などの粘膜を守り、Cは美肌効果があり、Eは血液をサラサラにしてくれます。そしてビタミンDは、骨を強くしてくれます（詳しくは左の表を参照）。

さらに、**このビタミン類はいくつかを同時に摂ることで、その働きがさらに強まります。相乗効果です。**ビタミンB類は、B_1・B_2・B_6・B_{12}などですが、これらのビタミンBを組み合わせて摂ることで、その活性が上がり、効果がアップします。また、ビタミンA・C・Eを同時に摂ることで、活性酸素を取り除く力が増加し、細胞の健康維持に効果を発揮します。

主な水溶性ビタミン　働きと多く含む食品		
ビタミンC	抗酸化作用 美肌効果 貧血改善 免疫力向上	パプリカ・レモン・柿・紫キャベツ・いちご・水菜・ブロッコリー
ビタミンB_1	糖質の代謝 疲労回復 免疫力向上	豚・たらこ・うなぎ・グリーンピース・大豆・もやし
ビタミンB_2	3大栄養素の代謝 皮膚の健康維持 免疫力向上	レバー・サバ・納豆・卵・モロヘイヤ
ビタミンB_6	たんぱく質の代謝 皮膚の健康維持	にんにく・マグロ・カツオ・鶏・シャケ
ビタミンB_{12}	赤血球の形成 貧血改善	しじみ・あさり・レバー・青魚
ナイアシン	3大栄養素の代謝 二日酔いの改善	たらこ・カツオ・マグロ・鶏
葉　酸	赤血球・細胞の新生胎児に必要	のり・レバー・枝豆・ほうれん草・アスパラガス・卵
パントテン酸	代謝を助ける 肥満予防 免疫力の向上	レバー・卵・納豆・鶏・モロヘイヤ・アボカド

主な脂溶性ビタミン　働きと多く含む食品		
ビタミンA（βカロテン）	抗酸化作用 目や皮膚の健康維持 がん予防 免疫力向上	レバー・うなぎ・鶏・モロヘイヤ・にんじん・卵・ほうれん草
ビタミンD	カルシウムの吸収と骨の形成を助ける	シラス干し・シャケ・イワシ・さんま・干しシイタケ
ビタミンE	抗酸化作用 血液サラサラ効果 免疫力向上	イワシ・たらこ・アーモンド・パプリカ・ピーナッツ
ビタミンK	止血効果 骨の形成を助ける	モロヘイヤ・納豆・春菊・小松菜・ほうれん草

そして、ビタミンには、脂溶性のものと水溶性のものがあります。ビタミンA・D・Eなどは、脂溶性ビタミンで油に溶けるので、油と一緒に摂取することで、人体への吸収率が上がります。一方、ビタミンB類・Cなどは水に溶けやすい水溶性ビタミンです。この場合は、水で洗いすぎたり水に入れて調理したりすると流出します。洗いすぎず、生で食べることが重要なポイントになります。

パワーサラダでは、野菜を5種類以上使い、ビタミンB類の豊富な魚や肉を入れ、オリーブオイルをかけ、主に生で食べます。パワーサラダは、ビタミンや油による相乗効果を最も生かせる、最良の料理なのです。

野菜の戦う力＝ファイトケミカルと、ミネラル（無機質）を利用できる！

野菜の中には、クセのある野菜があります。玉ねぎ・にんにく・セロリ・ピーマンなど。そのクセは、においや苦み・渋みなどです。また、色の変わった野菜・果物もあります。赤黄パプリカ・トマト・カボチャ・にんじん・ナス・ブドウなど。

このクセや色の成分になっているのが、植物にあるファイトケミカルという成分です。植物は、動物などによって食べられないように、少しクセのある化学物質で、自分を守っています。植物にだけある成分で、これまでに９００種類ほどが見つかっています。

この**ファイトケミカルが、免疫力向上・肥満抑制・抗がん・老化抑制・血流改善など、大きな健康増進効果を持っているのです。**具体的な効果の例は以下です。トマトのリコピンの抗酸化力は、ビタミンＡの２倍ものパワーがあります。玉ねぎ・にんにくに含まれているアリシン（食品中では硫化アリル）は、抗がん・免疫力向上に役立ちます。赤パプリカのカプサイシンは、代謝を高め、血流改善・肥満抑制の効果があります。また、前述のアブラナ科の野菜に含まれるスルフォラファン、大根に含まれるイソチオシアネートも、ファイトケミカルです。

また、野菜のミネラルも重要です。鉄は血液の重要な成分で、カルシウムとマグネシウムは骨や歯をつくり、カリウムは高血圧を予防します。カルシウムや鉄は、肉や魚にも多く含まれていますが、カリウムとマグネシウムは野菜からの摂取が中心になります。

そして、ここでも、相乗効果です。カルシウムはビタミンDと一緒に摂ることで、鉄はビタミンCと一緒に摂ることで、人体への吸収率が上がります。また、玉ねぎにに含まれるアリシンは、豚肉などのビタミンB_1の吸収率を上げてくれます。

パワーサラダで、野菜のファイトケミカルとミネラルをしっかり摂りましょう。

主なファイトケミカル　働きと多く含む食品

アリシン（硫化アリル）	強い殺菌力 抗酸化作用 動脈硬化予防 抗がん作用 免疫力向上	玉ねぎ・にんにく・長ねぎ
アントシアニン	抗酸化作用 高血圧の改善	ナス・ブルーベリー
イソチオシアネート	解毒作用 抗酸化作用	大根・かいわれ大根・わさび・クレソン
イソフラボン	更年期障害改善 骨粗しょう症予防	大豆・大豆製品
カプサイシン	代謝の活性化 血流・冷え性改善 肥満抑制	唐辛子・赤パプリカ
スルフォラファン	解毒作用 抗酸化作用 抗がん作用	ブロッコリー・ブロッコリースプラウト・キャベツ
リコピン	抗酸化作用 高血圧の改善	トマト・柿・スイカ
ルティン	抗酸化作用 目の保護	モロヘイヤ・小松菜・ほうれん草・卵黄

主なミネラル　働きと多く含む食品

カルシウム	骨・歯の材料	チーズ・シラス干し・モロヘイヤ・牛乳
鉄	血液の材料 貧血の改善	レバー・のり・豆類・ほうれん草
カリウム	塩分の調節 高血圧の予防	アボカド・ほうれん草・納豆・枝豆
銅	貧血の改善	豚レバー・イカ・カニ・くるみ
マグネシウム	貧血の改善	ナッツ類・葉物野菜・大豆
亜　鉛	代謝のサポート 免疫力向上	カキ・豚レバー・牛・チーズ

体に良いオリーブオイルを しっかり摂れる

パワーサラダの味付けで主に使う油は、オリーブオイルです。

オリーブオイルは、健康料理として有名な地中海式料理法の中心となる脂質で、主に５つの重要な健康効果が見つかっています。オリーブオイルは、血液中の悪玉コレステロールを減らし、血中コレステロールの酸化を防ぎます。この２つの効果により、動脈硬化を予防します。さらに、血糖値を下げ、腸内では便通を改善し、美肌効果もあります。

オリーブオイルは、不飽和脂肪酸です。不飽和脂肪酸は常温で液体として存在する脂質で植物・魚に多く含まれており、飽和脂肪酸は常温で固体となり、牛・豚の肉に多く含まれています。さらに不飽和脂肪酸には、オメガ３・オメガ６・オメガ９と、主に３種類があり、オリーブオイルは、オメガ９です（49ページの表を参照）。

油は人体に必要な栄養素です。脂質は、ホルモンや細胞膜の材料となり、脳の65%は脂質でできています。これまで、「油の摂りすぎが肥満の原因である」との栄養理論がありました。これは間違いです。正しいのは、「肥満の原因は糖質で、悪い油の摂り方は健康を害する」です。

では、「悪い油の摂り方」とは何か？　今、日本でも世界でも大きな問題となっている『悪い油の摂り方』が、不飽和脂肪酸の中のオメガ6脂肪酸の摂りすぎです。

オメガ6脂肪酸の油とは、サラダ油（ひまわり油・コーン油・大豆油等）のことで、「植物油」とも表示されます。我々が毎日の料理で多用している油です。オメガ6には、血中のコレステロールを減らす作用がありますが、摂りすぎると善玉コレステロールまで減らしてしまい、動脈硬化の原因となります。また、血液中の白血球の働きが強くなりすぎ、花粉症などのアレルギーを引き起こします。

そしてもう一点、「悪い油の摂り方」のポイントがあります。それは、古い油です。油は酸化しやすく、酸化すると毒になります。古い油や高温で処理した油は、空気中の酸素と結びつき、過酸化脂質という毒性物質が発生します。消費期限を越えた油、何回も調理に使った古い油にも、この過酸化脂質ができています。そして、油で揚げた後に時間の経った食物の中にも。**また、オメガ3もオメガ6も酸化しやすい油なのです。**

オリーブオイルは、オメガ3やオメガ6よりも酸化しにくい油ですが、注意は必要です。低温で圧縮抽出した、エキストラバージンオイルを、消費期限内に使用してください。また、開封した後は、冷蔵庫でなく、光の当たらない冷暗所で保管してください。新鮮で質の良いオリーブオイルを使うことで、「良い油の摂り方」が完成します。

魚の良い脂質（オメガ3脂肪酸）を、しっかり利用できる！

油の中で、オリーブオイルのオメガ９脂肪酸の他に、積極的に摂りたいものがあります。それはオメガ３脂肪酸です。オメガ３は、重要な役割をしています。

オメガ６脂肪酸の摂りすぎによる悪影響について、前ページで触れましたが、オメガ３は、この悪影響を抑えることができます。オメガ６の過剰摂取は善玉コレステロールを減らしますが、これを止めます。また、オメガ６の過剰は白血球の暴走を引き起こし、アレルギー反応等の原因になりますが、これも止めます。

オメガ３とオメガ６は、どちらも、人体では作れない必須脂肪酸ですが、この２つの脂肪酸のバランスが重要なのです。人体でのオメガ３とオメガ６の比率は、１対２がベストと言われています。しかし、今の日本では、１対５ぐらいです。オメガ６の摂取を減らし、オメガ３を増やすことは、非常に重要な健康課題なのです。

オメガ3脂肪酸の油は、魚に含まれています。魚のＥＰＡ・ＤＨＡはオメガ３脂肪酸です。そして、このＥＰＡ・ＤＨＡも、酸化しやすく加熱に弱いのです。つまり、生の魚を食べないと摂取できません。したがって、**オメガ3の摂取には、魚の刺身がベスト**

チョイスとなります。この刺身もパワーサラダで活躍します。

そして、次に使えるのが魚の缶詰です。**サバ缶・シャケ缶・ツナ缶などの魚の缶詰は、安価で手軽に利用できるEPA・DHAの含まれた最高の食材です。**EPA・DHAは、非常に酸化しやすい物質ですが、魚を缶詰に入れた後に加工することで保存に成功しています。缶詰中には、生の魚に含まれるのとほぼ同等のEPA・DHAが含まれています。さらに、パワーサラダでは、この魚の缶詰を加熱することなく、そのまま食べられます。ここでも、EPA・DHAの酸化を防ぐことができます。

また、オメガ3脂肪酸は、あまに油・えごま油の中にも多く含まれています。これらの油も、パワーサラダで美味しく食べられます。

＜脂質の種類と働きと多く含まれる食品＞

飽和脂肪酸		
	酸化しにくい エネルギーになる	牛・豚など

不飽和脂肪酸		
オメガ3脂肪酸 αリノレン酸・EPA・DHAなど	**酸化しやすい** 血中の善玉コレステロールが減るのを防ぐ 血中の中性脂肪を減らす 動脈硬化を予防	えごま油 あまに油 魚
オメガ6脂肪酸 リノール酸など	**酸化しやすい** 血中のコレステロールを減らす （多すぎると善玉コレステロールを減らす）	サラダ油 植物油 （大豆油・コーン油など）
オメガ9脂肪酸 オレイン酸	**酸化しにくい** 悪玉コレステロールを減らす 動脈硬化を予防 便通の改善	オリーブオイル 米油 牛・アーモンド

お酢の力にも注目！（血糖値・血圧・AGEを下げ、塩分をコントロール）

パワーサラダの味付けの中心はお酢です。

お酢は、穀物や果実などが発酵することにより生成されます。酢酸とクエン酸やアミノ酸が主な成分ですが、お酢には、血糖値を下げる効果があります。血圧を下げることもわかっています。

さらに重要なのは、**お酢の持つ、食品中のAGEを下げる力**です。お酢に漬けてから調理したり、油で揚げた肉にお酢をつけたりすることで、ＡＧＥが減ることがわかっています。クエン酸が疲労回復に力のあることは、皆さんもよくご存じだと思いますが、老化に対しても効果があるのです。

そして、**もう1つの重要な効果が、「塩分コントロール」**です。詳しく説明しましょう。

料理の味付けで欠かせないのが塩分です。煮物や肉料理や魚料理で、塩味は重要な役割をします。日本料理ではこの傾向はさらに強く、醤油は、食卓に必ず登場します。味噌汁・漬物・刺身・焼き魚……。日本人は、塩分過多になりやすいのです。また、外食や加工食品でも、塩分の摂取は増加します。塩は、手軽に美味しさを高める、便利な物質なのです。

しかし、高濃度の塩分は、高血圧を引き起こします。血液中の塩分濃度が高すぎると、その濃度を下げるために、水分を増やそうとし、血圧を高める結果となります。高濃度の塩分は、腎臓に負担をかけ、胃がんの発生率を高めるという報告もあります。日本人の塩分摂取量はもともと非常に多く、高血圧による脳内出血等の疾患が多く見られました。近年、この状態は改善されてきていますが、塩分コントロールは、常に心がけるべき課題なのです。

お酢は、この塩の使用量を下げます。パワーサラダでは、お酢（ビネガー）によって味付けするので、塩の使用量はほんの少しです。**パワーサラダを常食することで、塩分使用量が抑えられます。**

さらに、パワーサラダの中の野菜などには、直接、体内の塩分を下げる効果もあります。野菜や果物や海藻などに含まれるミネラルであるカリウムは、塩分を排出する効果を持っています。カリウムを多く摂ると、人体はカリウムを排出しようとして、尿を出しますが、この尿により、塩分も排出されるのです。パワーサラダの塩分コントロール力、ぜひ利用してください。

Column — 2

アルコールは糖質を減らすのに役立つ

ワインは、体に良いお酒です。辛口の白ワインには痩せる効果があり、赤ワインのポリフェノールには強い抗酸化力があり、全身の細胞を活性化させてくれます。また、ウイスキーや焼酎などの蒸留酒には、糖質がほとんどありません。ビールや日本酒などの醸造酒は、糖質が多くオススメできませんが、他のお酒は糖質を抑えることの妨げにはなりません。ワインの効果は前述のとおりですが、蒸留酒も、有力な味方になります。

その理由の１つ目は、アルコールによるリラックス効果です。お酒を飲みながら食事をすると、食事がより楽しくなり、ゆっくり食べることができます。これにより、脳の満腹中枢がしっかり刺激されて食べすぎが防げ、少ない食事量で満腹感を得ることができます。

２つ目の理由は、穀物の摂取が減ることです。酒の肴として、野菜や肉・魚をしっかり食べることで、穀物（主食）の摂取の必要性が下がります。結果として、夕食時の「穀物オフ」が、ノーストレスでできます。夕食時の穀物は、減らしたいものですが、これが、アルコールの力により、無理なく実現します。

このように、アルコールは糖質を減らすのに役立つのです。また、アルコールとパワーサラダの相性も、良好です。パワーサラダは、お酒のおつまみにピッタリ。ただ、過度のアルコールは、分解時に活性酸素を発生させますので、適量のアルコールで、ご活用ください。

アルコールの糖質量（100g当たり）					
ビール	3.1g	白ワイン	2.0g	ウォッカ	0g
発泡酒	3.6g	赤ワイン	1.5g	焼酎	0g
日本酒	4.9g	ウイスキー	0g	紹興酒	5.1g

日本食品標準成分表2015年版（七訂）より

Part 3

最強の健康効果

パワーサラダで食生活も体も変わる

パワーサラダの効果は、栄養面だけにとどまりません。野菜やたんぱく質を毎日バリバリ食べる生活を続けると、あなたの体も心も変わっていきます。健康的な生活を手に入れましょう。

パワーサラダは、長く続けられる「糖質の過剰摂取を防ぐ食事法」です

パワーサラダには、持続性があります。

「はじめに」でも触れましたが、糖質制限後にリバウンドしてしまった方も、途中でやめられた方もいると思います。パワーサラダは、その方々にもオススメしたい食事法です。パワーサラダは長く続けられ、皆さんを一生健康にするものです。

持続性を得るための具体的なポイントは2つあります。

1つ目は、「健康の実感」です。痩せても、健康の実感が下がれば、その食事法は続けられません。逆に、上がれば、続けられます。

では、健康の実感とは何でしょうか？　主な健康のバロメーターは以下の6点です。これらは検査の数値ではなく、日々の暮らしの中で皆さんが感じる健康です。「快食快便」から始まる、以下の6点です。

・1日3回の食事が美味しく食べられること
・1日に1回以上の便通があること
・肌のツヤが良く美しいこと

・体重のコントロールができていること

・よく眠れること

・気持ちよく運動ができること

パワーサラダは、５大栄養素をしっかり摂ることができるので、これらのポイントをクリアしやすくなります。健康を実感しながら、糖質の過剰摂取が防げます。

持続性のポイントの２つ目は、「美味しさ」です。美味しい食事法なら、一生続けることができます。この美味しさは、健康度とも関連しますが、パワーサラダは、野菜だけのサラダよりも美味しいものです。たんぱく質のしっかりした味わいが、野菜の味を引き立ててくれ、美味しさが増すのです。また、オリーブオイル・お酢の選び方により美味しさがアップします。さらに、果物の使い方も、季節感を得るためには重要な要素で、食べる楽しさを増やしてくれます。

パワーサラダは、大きな入れ物です。野菜を中心にしながら、５大栄養素を集めることで、栄養面でも美味しさの面でも強化されている料理です。

このように、パワーサラダは、美味しくて、体も健康になる、一生続けられる「糖質の過剰摂取を防ぐ食事法」なのです。

パワーサラダで、食生活も体も変わること、あなたも実感してください。

パワーサラダで、噛む楽しさを知ろう！

今、食事で30回噛むことが推奨されています。厚労省は、「噛ミング30」（カミングサンマル）というキャッチフレーズを作り、食物を30回噛んでから呑み込むことを国民に広めようとしています。

よく噛んで食べることの健康効果は、非常に大きいのです。38ページでは、満腹中枢を刺激して過食を防ぐことと、脳内のセロトニンの分泌を促すという、2つの効果に触れました。が、この他にも、唾液の分泌を促し、唾液中のアミラーゼという酵素が胃腸での消化・吸収を助けます。さらに、しっかり噛むことにより歯根が刺激され、脳への血流量が増えることが報告されています。

しかし、強制的に30回噛めと言われても、いちいち数えることは難しく、食事が楽しめなくなってしまいます。食事を楽しみながら、30回噛める方法があれば良いのですが……。

パワーサラダの中に、その答えがあります。**パワーサラダは、「噛む楽しさ」を感じさせてくれる料理なのです。**

普通の料理では、食材を合わせて煮たり炒めたりします。各食材の味は、スープや汁の中に溶け出していて、その汁やスープと各食材を同時に口の中に入れ、咀嚼して呑み込みます。噛むことは、主に呑み込むための作業とも言えます。

しかし、パワーサラダでは事情が異なります。パワーサラダには、うまみの溶け出しているスープも汁もなく、各食材の味は食材の外に出ていません。そして、歯で噛み砕くことによって初めて、その食材の味を感じることができます。そして、各食材のハーモニーは口の中で作られ、そのハーモニーも口の中で変化します。ひと噛みごとに味が変化するのです。このような効果により、噛むことが楽しくなります。

また、栄養的には、よく噛むことで野菜の細胞を守っている細胞壁を壊して、中に入っているビタミンやファイトケミカルを摂取することができます。つまり、噛むことの意味が、熱で調理された料理より大きいのです。そして、これを続けることで、野菜の美味しさにも気づけるようになります。

また、パワーサラダの中の肉や魚も、しっかり噛むことが必要です。

このように、パワーサラダを毎日食べることで、よく噛んで食べることが自然に身につき、習慣になるのです。

パワーサラダは、唾液の分泌によっても免疫力を高める

パワーサラダのお酢の作用と噛むことによって、唾液が多く分泌されます。56ページでも触れましたが、唾液により、消化・吸収が助けられます。しかし、唾液の効果は、消化器官にとどまりません。全身を守る働きをしています。

唾液は、呼吸器官や全身の免疫を守る仕事もしています。唾液が十分に出ている人は、出ていない人よりもウイルスや細菌に感染するリスクが減ります。ウイルスや細菌は、そのほとんどが、口や鼻から侵入します。その侵入を最初に防ぐ仕事をするのが唾液なのです。食物中の異物も空気中の異物も、口の中で唾液が殺菌してくれます。人間の免疫機構の一環として、まず、体内への侵入を阻止するという重要な役割をしているのです。**唾液が少なく、口が乾く人は、風邪や新型コロナウイルスなどに感染する危険性が高まります。**

パワーサラダが野菜の食物繊維の力により腸内細菌を活性化し、免疫力を総合的に高めることについては、40ページなどに書きました。が、それにとどまらず、唾液を増やすことによっても免疫力を具体的に高めるのです。

そして、唾液は1日に1.5リットル分泌されますが、加齢により、その分泌量は大きく減ります。80代では30％にまで減るようです。お年寄りが嚥下《えんげ》に苦しむ理由の1つがこの唾液の分泌の減少です。唾液は、噛み砕いた食物をまとめてくれて、呑み込みやすくしてくれます。

また、唾液は、ストレスによっても減ります。仕事で忙しい時に、食事をかき込むように食べてしまい、唾液が出ず、呑み込めずに困った、という経験は多くの人がされていることと思います。また、これは、胃に大きな負担となります。

唾液には交感神経（活動時に働く）によって出る粘性の高い唾液と、副交感神経（休息時に働く）の刺激によって出る水のような唾液がありますが、粘性の高い唾液は、水分が少なく、食物を呑み込むのに向いていません。食事の時は、食物の味をしっかり味わいながらよく噛み、食事を楽しむことを心がけてください。そのことにより、心が落ち着き副交感神経が刺激され、さらさらした唾液がしっかり分泌されます。

パワーサラダを食べて、適度に硬い食材をよく噛み唾液をしっかり出すことを習慣づけることにより、お年寄りでもストレス過多の人でも、唾液の分泌がしやすくなります。

調理した野菜も、海藻も豆もＯＫ！

パワーサラダは、多くの食材を取り入れられる料理です。

例えばナッツ類です。ナッツ類は、食物繊維が多く、ビタミン・ミネラルも豊富ですが、一般の料理ではなかなか利用されにくく、お酒やお茶のおつまみというのが主な使い方でした。しかし、パワーサラダでは大活躍します。

海藻類・豆類・キノコ類も、パワーサラダに取り入れることができます。これらも、食物繊維が特に多い食品で、ビタミン・ミネラルも豊富です。海藻類では、わかめやのり。豆類では、枝豆・大豆・豆腐。キノコ類では、マッシュルーム・しいたけなども、パワーサラダに活用できます。

さらに、**納豆・キムチ・ヨーグルトなどの発酵食品**の使用もオススメです。ここまでの中で、わかめ・大豆・納豆は水溶性食物繊維が多く、特にオススメです。

そして、果物は、野菜の次にパワーサラダで活躍する炭水化物食品です。

また、野菜の中では、加熱調理した後にパワーサラダに加える野菜があります。ブロッコリー・ほうれん草・カリフラワー・ごぼうなどが、下茹でした後にパワーサラダに使われます。ごぼうは、水溶性食物繊維が豊富な食品で、薄く切って茹でることで、美味しく食べられます。ほうれん草なども、大変重要な野菜です。ほうれん草には、結石などの原因となるシュウ酸が含まれており、茹でてあく抜きをすることが必要ですが、サラダほうれん草では、シュウ酸の含有量が減らされています。生で食べる場合は、サラダほうれん草をオススメします。

そして、**これらの野菜の調理法では、茹ですぎないことをオススメします。**調理のポイントは77ページで説明します。

食物繊維の摂取には、生野菜よりも調理した野菜の方が適している、と主張する栄養学の専門家もいます。が、加熱で増えるAGEやビタミンの損失を考えると、生野菜の利点も大きいのです。また、それらの専門家は、「調理した野菜の方が量を食べられる」という言い方をよくします。しかし、調理した野菜には、多めの塩分・糖分の使われることが多いのです。パワーサラダなら塩分・糖分はほんの少しです。

パワーサラダは生の野菜が中心になりますが、このように、いろいろな食材を入れることが可能です。多くの食材の栄養面での利点や美味しさを取り入れることができます。具体的な調理法は、後半のレシピ集をご覧ください。

朝食に最適！　その7つの理由

パワーサラダは朝食に適しています。

以下、７つの理由について説明します。

第１の理由は、お酢による、**食欲の増進効果**です。お酢の酸味が脳の摂食中枢に働きかけ、食欲が増します。

第２の理由は、噛むことによる**消化器官の覚醒効果**です。睡眠時に休息していた消化器官が、咀嚼により活動を始めやすくなります。さらに、お酢と噛むことが唾液の分泌を促し、嚥下と消化吸収を助けてくれます。

第３の理由は、**脳の覚醒**です。咀嚼により歯根に強い圧力がかかり、脳への血流が増えます。これにより脳がしっかり目覚め、１日の活動の準備ができます。

第４の理由は、朝の空腹時における**血糖値の急上昇を防ぐ効果**です。朝は、睡眠時に下がっている代謝が上昇を始めます。このタイミングに、いきなり糖質を摂ると、血糖値の激しい急上昇を起こします。パワーサラダには糖質が少なく、さらに、オイルとたんぱく質が入っていて糖質の吸収を遅らせ、血糖値の上昇を緩やかにしてくれます。

第５の理由は、ビタミンＣ・Ｂ類などの**水溶性ビタミンの補給とたんぱく質の補給**です。朝には、夕食後12時間近く経過し、血液中の水溶性ビタミンが減少しています。朝食でこれらのビタミンやたんぱく質を摂ることで、日中の活動のための補給ができます。

第６の理由は、朝の食物繊維摂取が食欲を抑制するホルモンを一日中出してくれることです。朝のパワーサラダは、**肥満を防いでくれる**のです。

第７の理由は、**調理の簡単さ**です。23ページで説明しましたが、切って混ぜるだけ。あまり考えずに、料理ができ、忙しい朝に向いています。10分で作り、10分で食べ、５分で片づけられます。そして、前夜に食材を切っておくことも可能です。ビニール袋に切った食材を冷蔵庫に入れておけば、朝には混ぜて、お酢・オイルをかけるだけでできます。忙しい朝に、いろいろな物を作ることはできません。しかし、パワーサラダなら、一品でＯＫです。

朝食は、パワーサラダだけで十分ですが、運動量が多くどうしてもご飯やパンを摂りたければ、全粒粉のパンや玄米を少なめに摂ることをオススメします。また、たんぱく質の量を増やすことも可能です。パワーサラダに茹で卵を乗せたり、粉チーズをかけることで、たんぱく質が増え、食べ応えもアップします。

１日のスタートの朝食には、パワーサラダがベストです。５大栄養素があなたの１日を支えてくれます。

食べるだけで、健康改善できた！

パワーサラダ生活を体験しました。

3名の男女に、2～3週間毎日パワーサラダを食べる実地体験をお願いしました。1日1回のパワーサラダ以外は、いつも通り。食事の内容も運動も普段のままにしてもらいました。

40歳・女性 （主婦2児の母）Y・Sさん

便秘が治り、肌荒れも改善しました！

私は便秘なのですが、毎日お通じのある日が増えました。1日に2回という日も。肌荒れもよくなり、吹き出物もあまり出ません。体重も少し減りました。

3週間　体重　59.0kg → 58.1kg　0.9kg減

52歳男性も、ドレッシング作りを担当。このページの左端の写真は、娘さん（中学３年生）の作ったパワーサラダです。家族で楽しんでくれました。

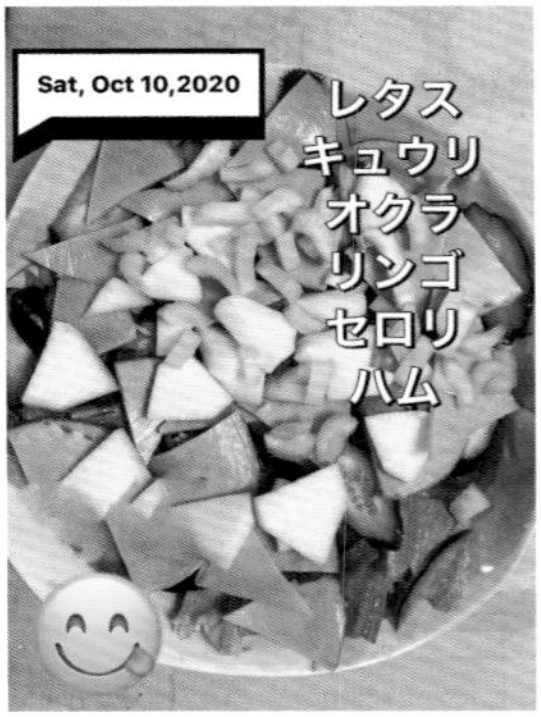

Sat, Oct 10,2020
レタス
キュウリ
オクラ
リンゴ
セロリ
ハム

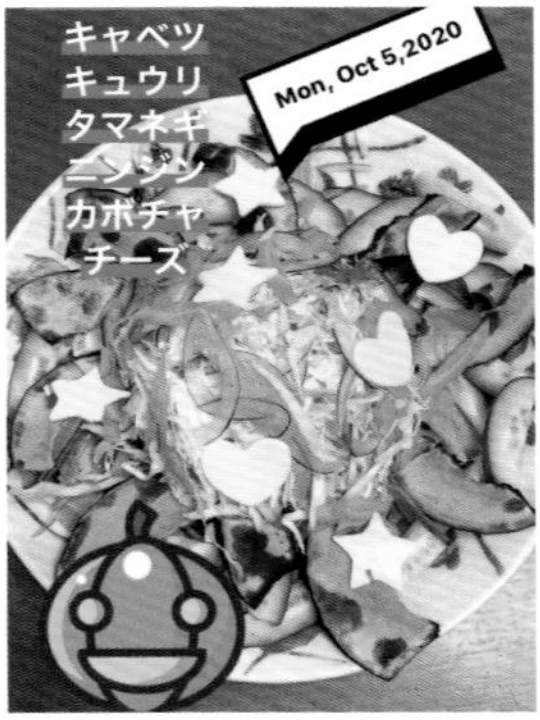

キャベツ
キュウリ
タマネギ
ニンジン
カボチャ
チーズ
Mon, Oct 5,2020

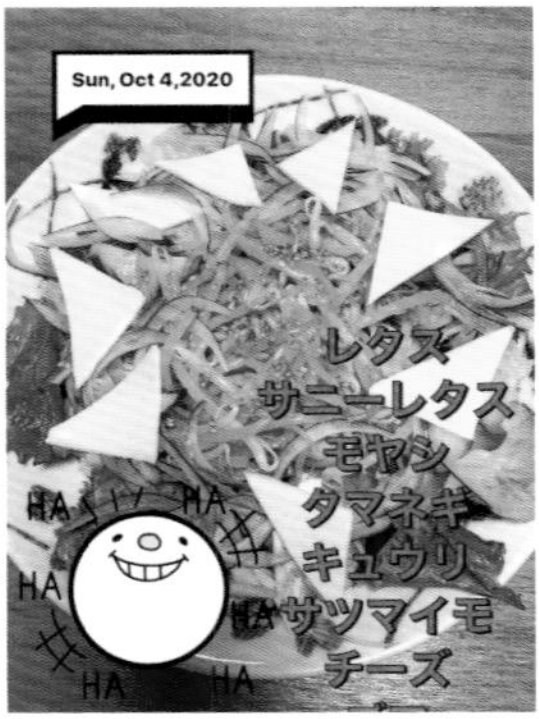

Sun, Oct 4,2020
レタス
サニーレタス
モヤシ
タマネギ
キュウリ
サツマイモ
チーズ

パワーサラダ体験記　1日1回

40歳・男性（会社員）Y・Sさん

胃腸の調子が良くなり、体重減もできた！

私は食後に胃もたれをしていたのですが、なくなりました。そして、苦手だったお酢が、毎日のパワーサラダで美味しく感じられるように。体重は約2キロ減。グッドです！

3週間　体重（64.8kg → 62.9kg　1.9kg減）

52歳・男性（自営業）K・Fさん

体調が良化し、お酒が美味しくなった！

晩酌の欠かせない私ですが、パワーサラダからの夕食開始で、お酒の美味しさがアップ。朝の目覚めも良い感じで、健康状態の良化を実感。今後も習慣にしたいです。

2週間　体重（63.0kg → 63.0kg　変わらず）

上の52歳男性の奥様が作ったパワーサラダです！

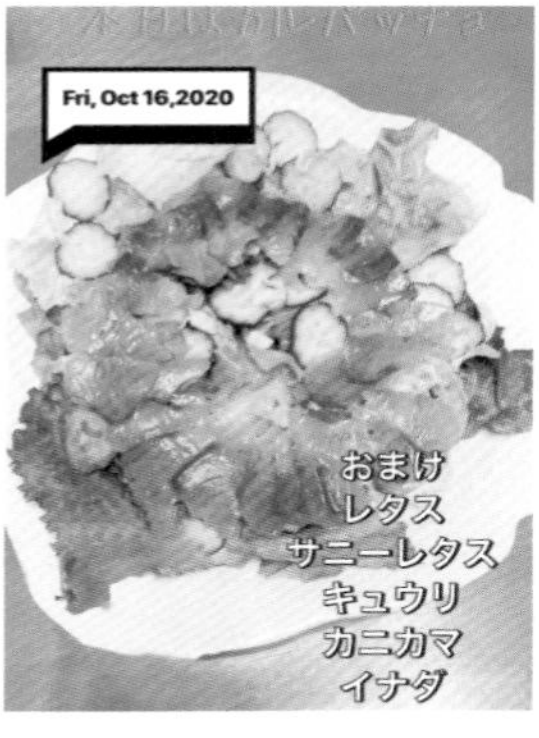
Fri, Oct 16,2020
おまけ
レタス
サニーレタス
キュウリ
カニカマ
イナダ

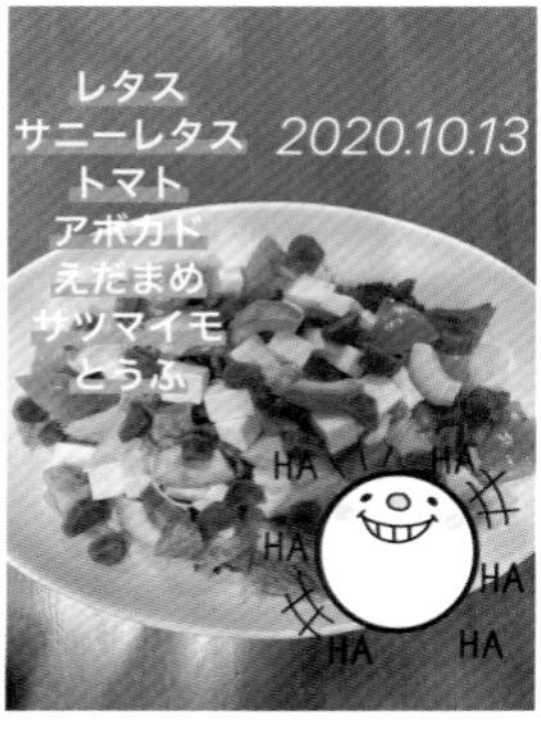
レタス
サニーレタス
トマト
アボカド
えだまめ
サツマイモ
とうふ
2020.10.13

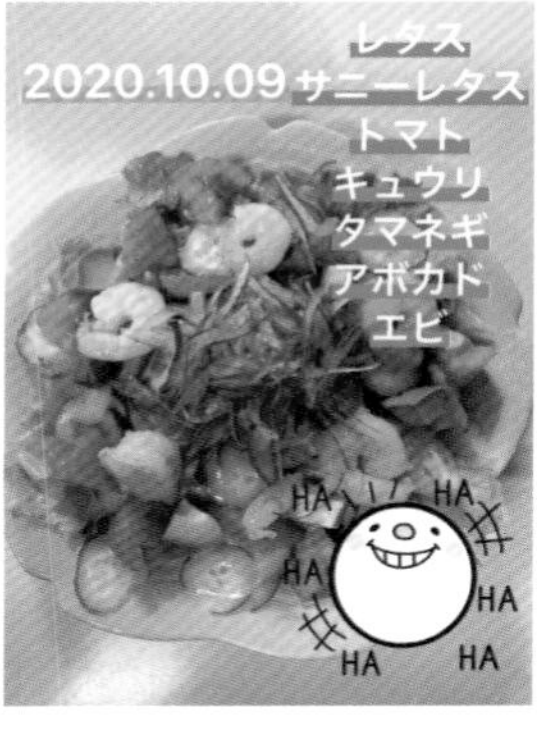
2020.10.09
レタス
サニーレタス
トマト
キュウリ
タマネギ
アボカド
エビ

痩せたい時はレギュラー野菜で糖質オフを徹底！

（糖質の多めな野菜＝セミレギュラー野菜）

パワーサラダを毎日食べていても、それ以外の食事によって、体重の増減はあります。しかし、ちょっと太り気味だなと思った時には、簡単に対応できます。それは、**糖質の多めな野菜＝セミレギュラー野菜をやめて、糖質の少なめな野菜＝レギュラー野菜を摂るようにすることです。**

左の表が主なセミレギュラーの野菜です。これ以外の野菜はレギュラー野菜になります。（イモ類・カボチャなどは除く）

セミレギュラー野菜の糖質量例

	セミレギュラー野菜	100g中の糖質量	パワーサラダでの平均使用量	パワーサラダ中の糖質量
1	ピーナッツ	11.4g	20粒／10g	1.8g
2	アーモンド	10.8g	20粒／30g	3.2g
3	ごぼう	9.7g	1/4本／26g	2.5g
4	グリーンピース	7.6g	20粒／30g	1.1g
5	玉ねぎ	7.2g	1/4個／50g	3.6g
6	パプリカ	5.6g	1/3個／50g	2.8g
7	にんじん	5.3g	2㎝／20g	1.0g
8	枝豆	3.8g	30粒／15g	0.7g
9	トマト	3.7g	1/2個／75g	2.5g
10	かぶ	3.4g	1/2個／40g	1.8g
10	キャベツ	3.4g	1.5枚／75g	2.6g

レギュラー野菜（一部）	100g中の糖質量	パワーサラダでの平均使用量	パワーサラダ中の糖質量
きゅうり	1.9g	1/3本／33g	0.6g
レタス	1.7g	2枚／60g	1.0g
ブロッコリー	0.8g	3房／45g	0.36g

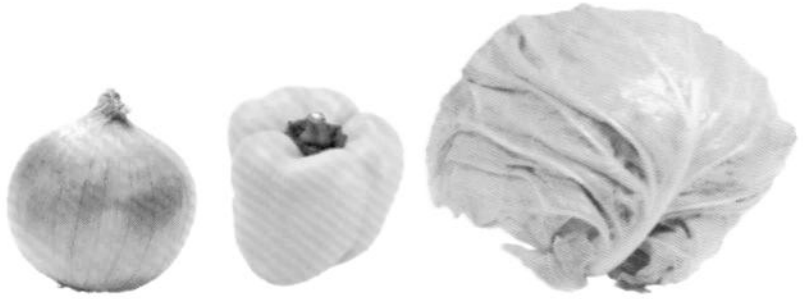

痩せたい時は、果物とお酢の糖質にも気をつけよう！

果物とお酢の糖質にも、注意してください。果物は糖質の多いものが多く、お酢も種類によっては糖質の多めなものがあります。ここまで気をつけると、より厳格な糖質制限食になります。そして、その調整が簡単である点が、パワーサラダの特徴の1つです。

お酢

△ 白バルサミコ酢　○ 白ワインビネガー

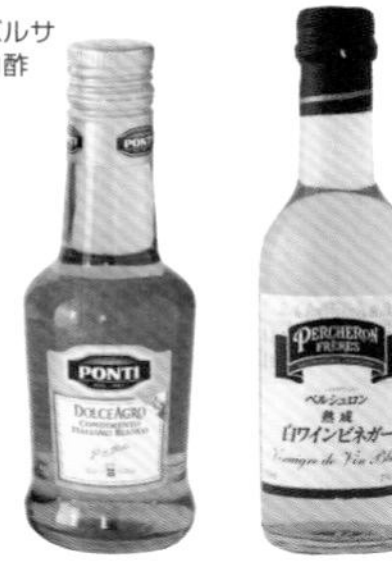

お酢では、すし酢・白バルサミコ酢の糖質はやや多く、白ワインビネガーは少なめです。

果物

○

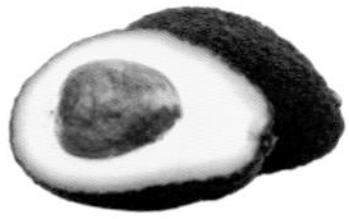

△

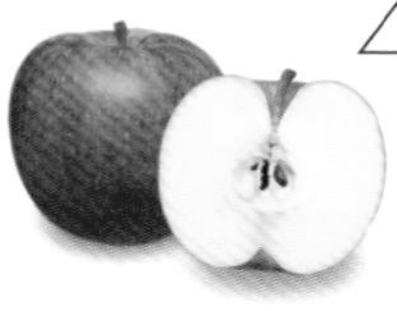

アボカドは糖質が少なめ、りんごなどの甘味の強い果物は、糖質が多めです。

痩せるために最も効果的なのは、穀物を減らすこと!

穀物は、高糖質！ １食分の比較では野菜の１０倍以上！

左の表と右の表を見比べてください。**左は穀物で右は野菜ですが、100グラム中の糖質量の比較では5倍くらいで、穀物の糖質量が非常に多いことがわかります。**さらに、穀物は主食として量を食べるので、一食分の摂取量では、10倍以上の結果になっています。糖質の摂取量において、穀物の影響がいかに大きいかが、わかります。痩せるための最短の方法は、穀物の摂取量を減らすことです。

穀物の糖質量例

	穀物類の糖質量	100ｇ中の糖質量	1食分の重量	1食分に含まれる糖質量
1	フランスパン	54.8g	1/5本／50g	27.4g
2	もち	50.3g	50g	25.2g
3	ブドウパン	48.9ｇ	小２個／60g	29.4g
4	食パン	44.4g	1枚／60g	28.3g
5	クロワッサン	42.1g	１個／45g	18.9g
6	ご飯（白米）	36.8g	茶碗1杯／150g	55.2g
7	スパゲッティ	30.3g	250ｇ	75.8g
8	中華麺（ゆで）	27.9g	230g	64.2g
9	そば（ゆで）	24.0g	170g	40.8ｇ
10	うどん（ゆで）	20.8g	220g	45.8g

スイーツの100g 中の糖質量例	
ドーナッツ	59.1g
どら焼き	55.4g
チョコレート	51.5g
ショートケーキ	46.5g

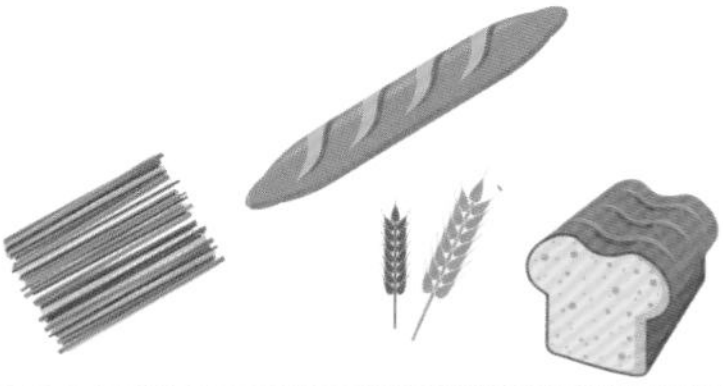

1日の糖質摂取量を120グラム以内に！

パワーサラダ1食分の糖質量は7.4～24.8グラムですが、1日の合計の糖質量を120グラム以内に抑えましょう。また、痩せたい人は60～80グラムを目指してください。日常的に多くの運動をしている人は、多めの摂取も問題ありませんが、運動量が多くない人は、まず穀物を減らしましょう。

そして、穀物を減らした分、野菜・肉・魚などをしっかり食べてください。食べる量を減らさないことがポイントです。痩せたい人にとって、パワーサラダは最良の料理です。

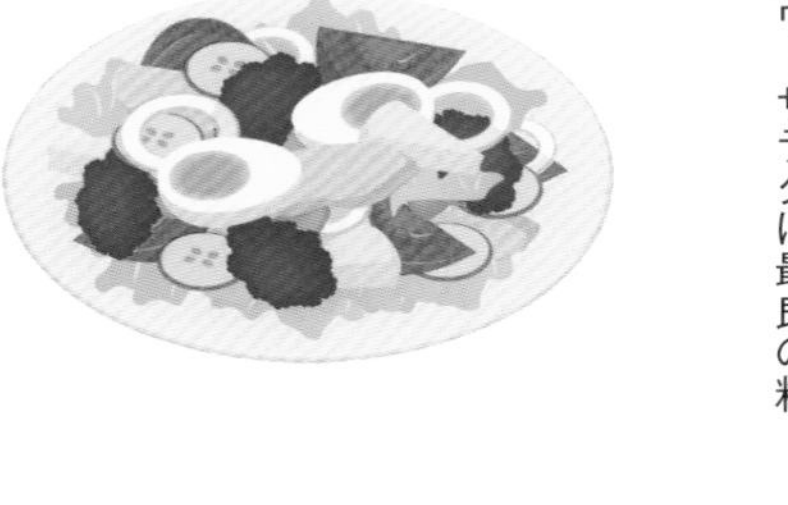

減らそう！

成功のコツと料理別の糖質量の表です。表からは、ご飯やパンの糖質量の多さが一目でわかります。

成功のコツ①

野菜と肉や魚などをもりもり食べよう！

ご飯やパンやそばなどの穀物の摂取を減らす最大のコツは、穀物以外の食材をしっかり食べることです。穀物を減らすだけではお腹が減るため、不足分は、野菜と肉や魚などのたんぱく質をしっかり食べてください。野菜や肉・魚には、糖質が少なく、量を食べても糖質は増えません。穀物以外の食品で満腹感を得ることは重要なポイントです。

成功のコツ②

パワーサラダファースト

食べる順番も重要です。糖質を減らすコツは、糖質を最後に食べることです。野菜とたんぱく質をまずしっかり食べてください。具体的には、食事のはじめに、パワーサラダをバリバリと食べてください。その後に、メインディッシュのたんぱく質の料理を食べ、最後に糖質を摂ります。この順番により、脳の満腹中枢がしっかり刺激され、糖質の摂取が少なくてすみます。

料理別糖質量例（一人前）

昼食に多い料理	
ホットドッグ	25.7g
サンドイッチ（ハム+卵）	37.3g
魚定食（シャケ塩焼き+ご飯+みそ汁）	57.9g
月見うどん	59.1g
ラーメン	66.9g
ハンバーグ定食（ハンバーグ+ご飯+コンソメスープ）	71.8g
スパゲッティ	83.9g
カレーライス	112.4g
幕の内弁当（シャケ+コロッケ+ご飯）	114.8g

朝食に多い料理	
アジの開き（1枚・60g）	0.1g
目玉焼き（1個・50g）	0.2g
ハムエッグ（卵1個・ハム2枚）	0.8g
ロールパン（1個）	14g
食パン（1枚・バター付き）	26.6g
ご飯（茶碗1杯・150g）	55.2g
ご飯（五穀米）	44.4g
コンソメスープ	1.1g
味噌汁（あさり）	2.6g
牛乳（200ml）	9.6g

パワーサラダで、糖質の摂取を

成功のコツ③
お腹をすかせすぎない

お腹をすかせすぎると、脳は危険を感じて、必要以上に食べることを命じます。これを防ぐには、お腹をすかせすぎないことです。食事の間にお腹がすいた時には、間食をしましょう。ただし、この場合も、甘くないもの＝糖質の少ないものを選びましょう。間食には、食物繊維とミネラルの豊富なナッツ類や、カカオ70％以上のチョコレートなどをオススメします。

成功のコツ④
清涼飲料水に注意！

喉が渇いた時につい飲んでしまうのが、缶コーヒーやコーラやスポーツドリンクなどの清涼飲料水。甘い清涼飲料水には糖質がたっぷり入っています。そして、さらに悪いことに、これらの水に溶けた糖質は吸収が早く、吸収率が高いのです。しかも、意識せずに摂ってしまうことで、糖質制限の大きな妨げになります。清涼飲料水は必ず、無糖のものにしてください。

料理別糖質量例（一人前）

夕食に多い料理	酢豚（145g）	18.1g
夕食に多い料理	すき焼き（150g）	22.2g
夕食に多い料理	ほうれん草のバターソテー（90g）	1.1g
夕食に多い料理	きんぴらごぼう（80g）	12.9g
間食・飲料	ナッツ類（100g）	4.2～11.4g
間食・飲料	チョコレート（カカオ86%・1枚・65g）	13.0g
間食・飲料	ミルクチョコレート（1枚・65g）	33.7g
間食・飲料	スポーツ飲料（1本・500ml）	25.5g
間食・飲料	コーラ（1本・500ml）	57.0g

夕食に多い料理	牛肉ステーキ（肩・100g）	0.5g
夕食に多い料理	さんまの塩焼き（100g＋大根おろし）	1.5g
夕食に多い料理	焼き鳥（胸・2本・100g）	1.8g
夕食に多い料理	刺身盛り合わせ（50g＋大根おろし）	2.7g
夕食に多い料理	豚肉の生姜焼き（90g）	3.4g
夕食に多い料理	天ぷら（海老2尾・72g）	4.6g
夕食に多い料理	鶏の唐揚げ（モモ・100g）	6.5g
夕食に多い料理	麻婆豆腐（120g）	6.6g
夕食に多い料理	サバの味噌煮（92g）	8.2g

糖質の減らし方

痩せたい人は糖質を60g～80gに！

穀物は1日にご飯1杯以内

ご飯（白米）は茶碗に1杯で55.2グラムの糖質量です。ですので、痩せたい人は、1日に軽く1杯のご飯にしてください。できれば、朝と昼に半分ずつ食べることをオススメします。

魚料理・ステーキを活用！

前のページの表でわかるように、牛ステーキの糖質量はたったの0.5グラム。200グラム食べても1グラム。マグロの刺身の盛り合わせも2.7グラム。鶏肉も豚肉も他の魚も、糖質はほとんどゼロです。肉・魚を、しっかり食べましょう。

1日に1～2回、パワーサラダを食べて！

たんぱく質だけの摂取では、腸内の悪玉菌を増やしてしまうことがわかっています。ここで、パワーサラダです。1日に、1回～2回食べてください。食物繊維をしっかり摂ることができます。

甘い煮物にご注意！

甘い味の肉料理・魚料理・煮物には、糖質が含まれています。前ページの表の酢豚・すき焼きの項目を見てください。焼き鳥などは、糖質が少ないのですが、甘みを感じる料理は要注意です。

糖質量60～80gを目指す人の3食プラン

朝　食　（洋食の場合）
○パワーサラダ ○ハムエッグ ○ロールパン1個 ○コンソメスープ ○ヨーグルト（無糖）
朝　食　（和食の場合）
○パワーサラダ ○アジの開き ○みそ汁（減塩） ○納豆 ○生卵 ○ご飯（五穀米・1/4杯） ○ヨーグルト（無糖）
昼　食
○ほうれん草のソテー ○牛肉ステーキ ○コンソメスープ
間　食
○ナッツ類（少し） ○紅茶またはコーヒー（無糖）
夕　食
○パワーサラダ ○お刺身盛り合わせ ○焼き鳥2本 ○すまし汁

糖質の減らし方

体重維持の人は糖質 120 g以内！

穀物は1日にご飯1.5杯分

体重維持の人の場合は、ご飯は1杯半までです。この場合も、夕食では食べないことをオススメします。朝食・昼食に摂取した糖質は、活動のエネルギーとして消費される可能性が高いのです。お茶碗に半分の量を3食で摂ることも可能です。

穀物は玄米、全粒粉を少量！

これは、すべての人に共通しますが、穀物は、玄米か全粒粉のパンをオススメします。食物繊維が多く、ビタミン・ミネラルも多く、消化にも時間がかかり、血糖値の急上昇が防げます。

色々な食材をパワーサラダに入れて、変化を！

同じパワーサラダだけでは飽きが来ます。季節の野菜や果物を活用しましょう。お酢やオイルを変えるのもOK。これらにより、パワーサラダの美味しさが増し、野菜の大量摂取が続けられます。

夕食は色々なたんぱく質を食べましょう！

夕食では、色々なたんぱく質を食べましょう。お刺身、貝類、小魚などをパワーサラダで生かすことで、パワーサラダの魅力がアップします！

糖質量 120 g以内を目指す人の３食プラン

朝　食（洋食の場合）

○パワーサラダ
○ハムエッグ
○ロールパン 1 個
○コンソメスープ
○ヨーグルト（無糖）

朝　食（和食の場合）

○パワーサラダ
○シャケの塩焼き
○みそ汁（減塩）
○納豆
○生卵
○ご飯（五穀米・半分）
○ヨーグルト（無糖）

昼　食

○魚定食（ご飯半分）

間　食

○ナッツ類（少し）
○紅茶またはコーヒー（無糖）

夕　食

○パワーサラダ
○豚肉の生姜焼き
○けんちん汁
○ご飯（玄米・半分）

Column — 3

パワーサラダで、魚の缶詰が美味しく食べられる！

EPA・DHA が豊富で積極的に摂りたい食品の魚ですが、この 50 年間、日本の魚の消費量は減り続けています。世界では、この 50 年間で魚の消費量は 5 倍へと急拡大していますが、日本では全く逆な動きになっています。特に 20 代から 40 代の消費が減っています。

この減少の理由は、「食の欧米化」です。我々は、魚を食べることをやめ、肉の消費量を増やしてきました。そして、この食の欧米化と並んで、魚の消費量を減らしているもう 1 つの原因は、「穀物離れ」です。これまでの日本では、焼き魚・煮魚と白米のご飯をセットにして食べる習慣がありました。しかし、白米の消費が減ると同時に、一緒に食べていた魚も食べなくなってきているのです。食の欧米化と穀物離れにより、魚の消費量は減り続けています。

これではいけません。今、我々は、魚の新しい食べ方を考えるべきタイミングにさしかかっているのです。その最良の答えが、魚の缶詰を使ったパワーサラダです。魚の缶詰なら、魚の EPA・DHA がたっぷり含まれており、しかも、手軽に使えて、保存も簡単。さらに値段も安価。

そして、パワーサラダなら、缶詰の魚肉を美味しく食べられます。魚の缶詰の栄養の豊富さは、すでによく知られていますが、同時に、「やや食べにくい食品」でもありました。しかし、パワーサラダでは、生野菜とお酢とオイルの風味により、そのクセのある味が、適度な味わいに変化します。皆さんも、パワーサラダで魚の缶詰を美味しく食べて、健康をゲットしてください。

Part

4

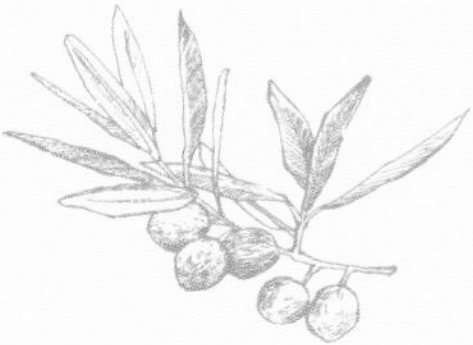

パワーサラダの作り方・楽しみ方

簡単に作れて栄養満点のパワーサラダ。ここでは、栄養と美味しさを両立させるコツを紹介。野菜、肉・魚、オイル・お酢・塩の材料選びも重要なポイントです。

基本形の作り方

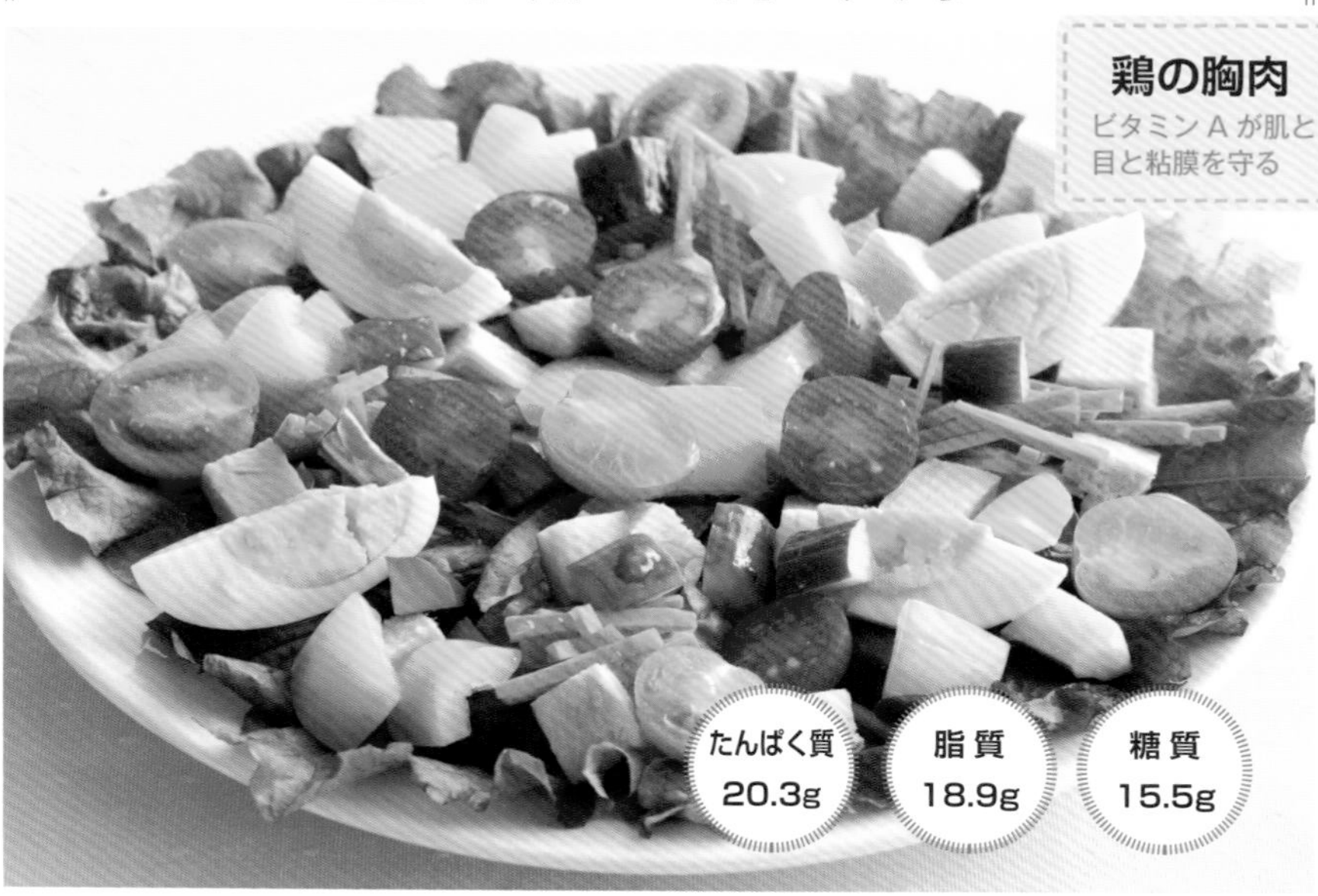

鶏の胸肉
ビタミンAが肌と
目と粘膜を守る
たんぱく質
20.3g
脂質
18.9g
糖質
15.5g

鶏の胸肉と野菜のハーモニーを楽しむ基本のサラダ

鶏の胸肉とトマトのサラダ

材料 1人分

サラダチキン 1/2パック
きゅうり　1/6個
パプリカ　1/6個
ミニトマト　6個
にんじん　1.5cm
卵　1個
サニーレタス　1.5枚
（またはレタス）

＜ドレッシング＞（A）
すし酢　大さじ1
オリーブオイル　大さじ1
粗塩　ひとつまみ

作り方

1　サラダチキンときゅうり・パプリカは角切り。ミニトマトは縦に半分、にんじんは千切りに。卵は茹でて4等分に。レタスは手でちぎっておく。
2　器にサニーレタスをのせ、残りの野菜と卵、サラダチキンをのせる。
3　**（A）**を回しかけたら出来上がり。よく混ぜて食べる。

ポイント

鶏肉のビタミンAに加え、パプリカ･トマトのビタミンC･リコピンの抗酸化力で、美肌効果がアップ。同じ大きさに切った野菜と鶏肉が味のハーモニーを演出してくれます。

調理法 2 つのポイント

ポイント 1 サッと、洗ってから切る！

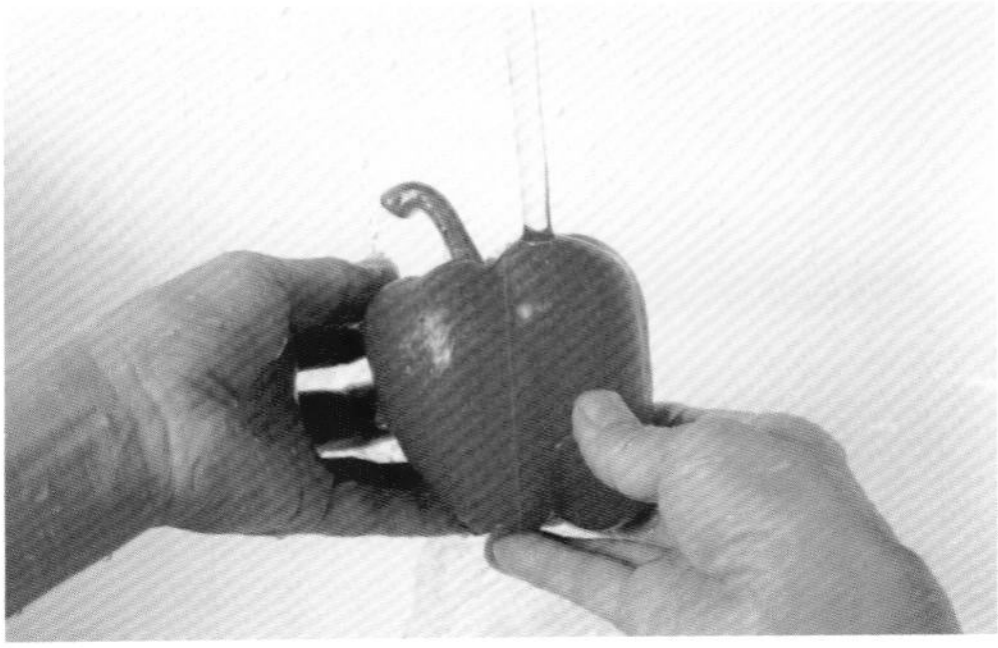

パプリカのビタミンＣは水溶性。そして、ビタミンＢ１・B2 もカリウムも水溶性。ですので、ほとんどの野菜の洗いすぎは禁物。

そして切る時は、洗ってから。順番を間違えると、切り口からビタミンが流出してしまいます。ただ、玉ねぎは例外です。アリシンは殺菌力が強く、胃腸を痛める可能性がありますので、ご注意を。

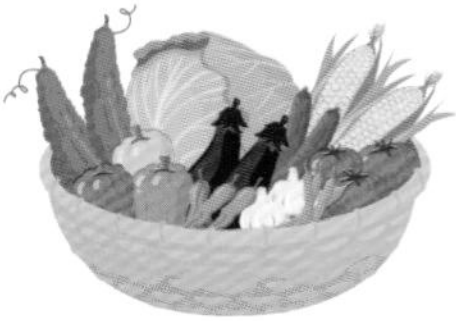

ポイント 2 スピナーで水を切る！

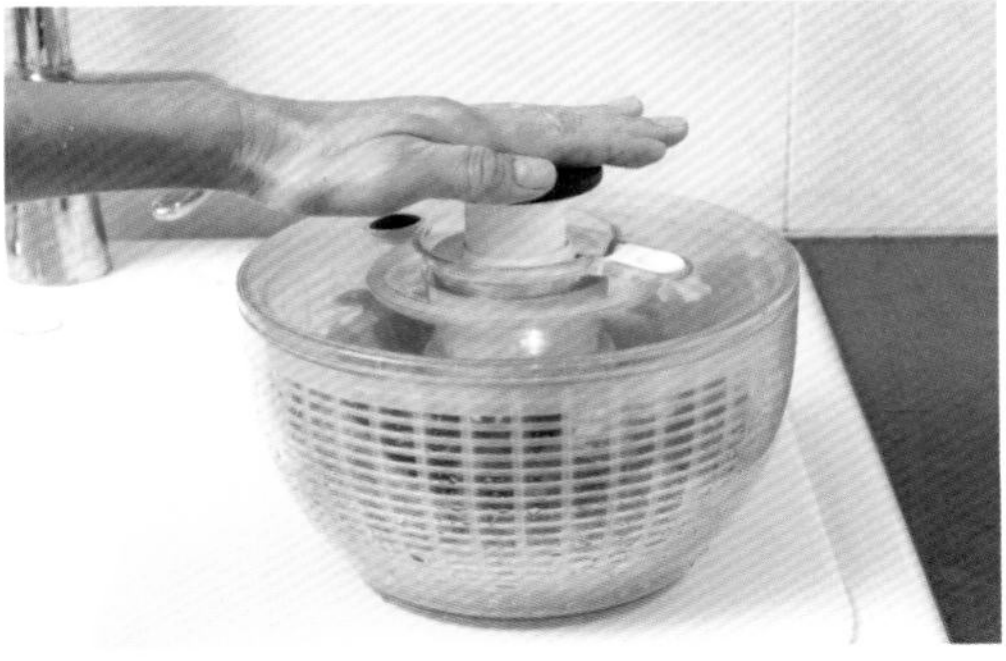

野菜を洗った後には、スピナーで水をしっかり切りましょう。スピナーは遠心力で水分を飛ばすので、水っぽさがなくなり生野菜の美味しさがアップします。大きい野菜の場合は、ざく切りなどをして、スピナーに入る大きさにしてから使ってください。

このスピナーは上の部分を押して回転させるタイプ。手で回すタイプもあります。

お酢の殺菌力を生かそう！

食べる時には、ドレッシングがしっかり野菜になじむように食べてください。お酢の殺菌力を生かせます。

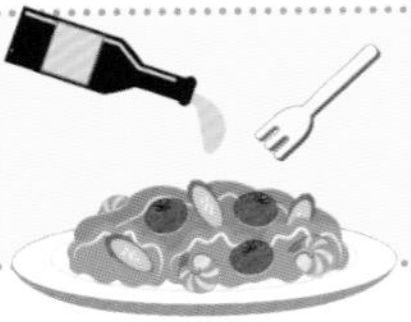

もっと調理法①

鶏の胸肉を美味しく茹でよう！

①水から茹でる

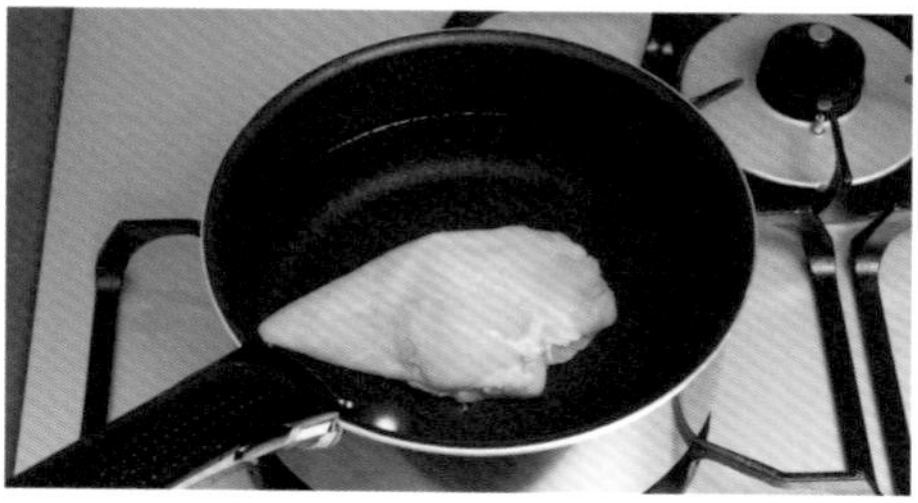

鶏の胸肉は、茹ですぎないこと！

鶏の胸肉は油の少ない肉です。茹ですぎるとパサパサになってしまいます。胸肉の茹で方のコツは、沸騰したお湯でぐつぐつと茹でないことです。「水から」「弱火」「火を止めて３分」これで、しっとりとした鶏の胸肉が出来上がります。

②水が沸騰したら、弱火で７分茹でる

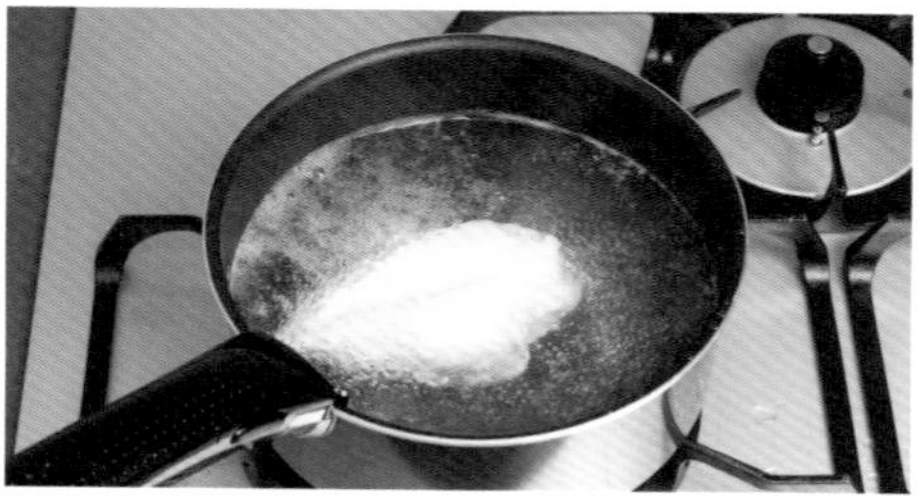

調理前

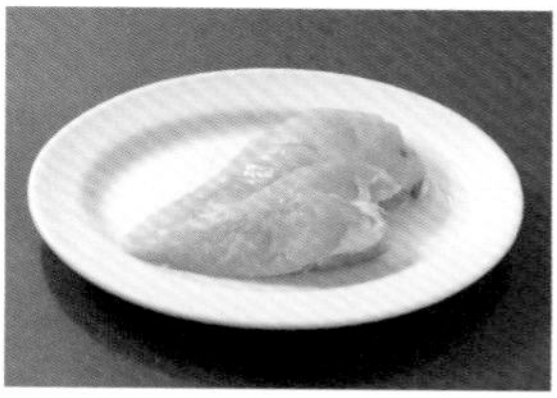

③火を止めて、３分間待つ

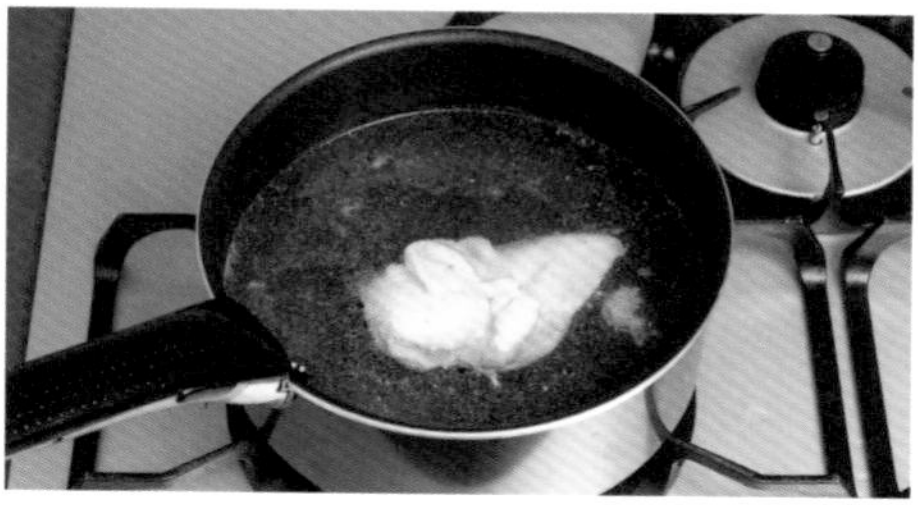

調理後

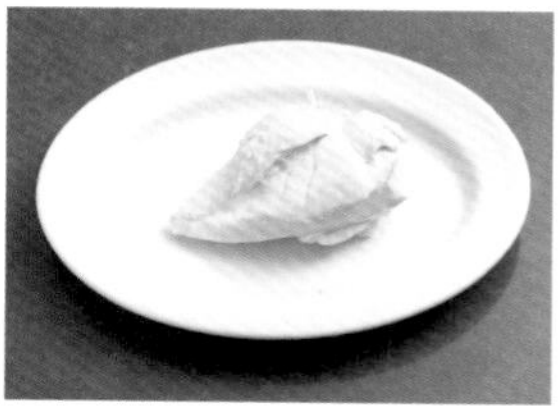

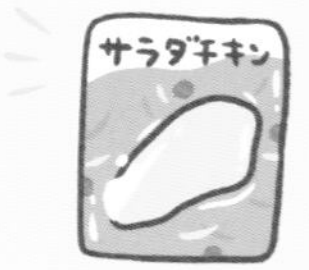

市販のサラダチキンはここに注意！

①添加物に注意　「亜硝酸塩」など。
②よく洗ってから食べる　洗うことでより安全に。
③缶詰のサラダチキンはOK　添加物はほぼ入っていません。

もっと調理法②

野菜を下茹でする時は、茹でる時間を短く！

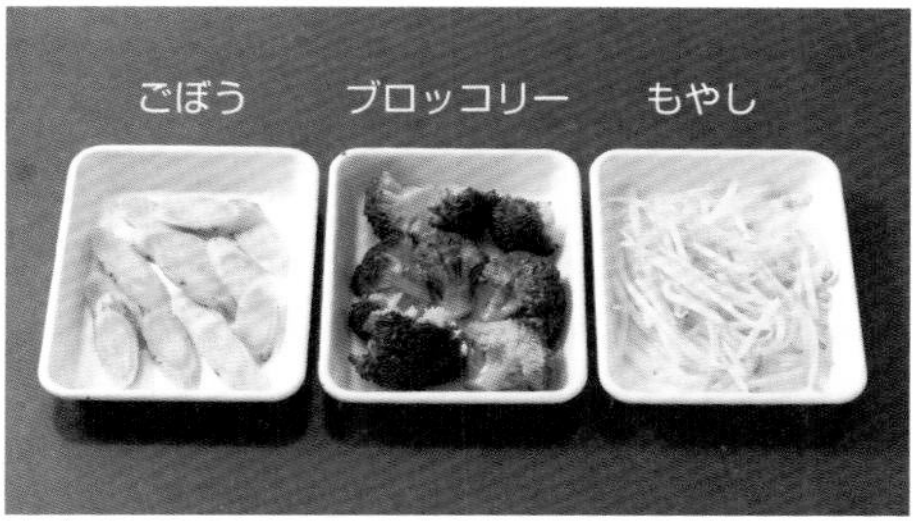

茹ですぎると栄養が流出する！

下茹での必要な野菜も多くあります。ここでも問題は水溶性の栄養素。野菜のビタミンCやカリウムは、水溶性で、水に溶けます。どちらも、茹でると約50％が流出します。茹でる時間をできるだけ短くする工夫が必要です。

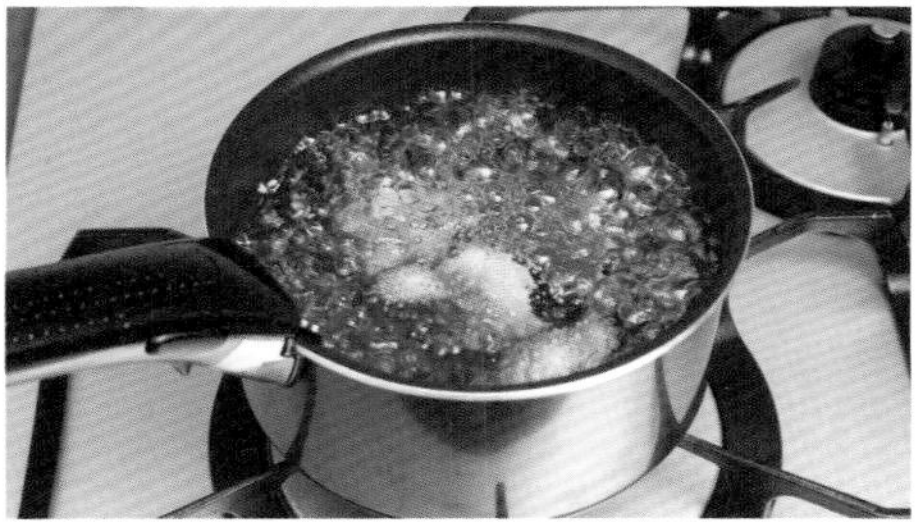

もやしは１分、ブロッコリーは１分半！

サラダの野菜はかためでOK。茹でる時間ですが、もやしは沸騰したお湯で１分、ブロッコリーは１分半。もやしは少しずつ、ブロッコリーは粗切りしてから。ごぼうは薄く切ってから２分。

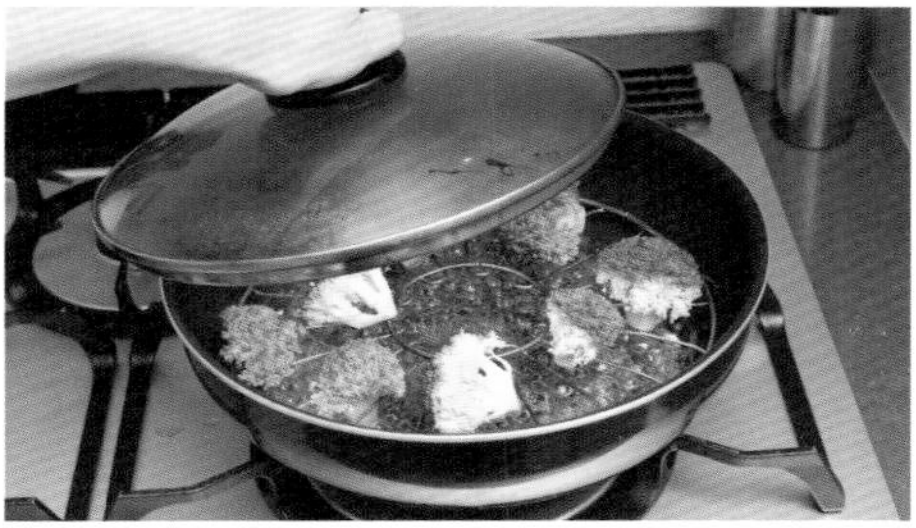

「蒸す」か、「蒸し焼き」がオススメ

蒸し器での調理の他、フライパンに水を少し入れ、ふたをして、蒸し焼きにする手も。蒸す方法では、ビタミンC・カリウムが90％前後残ることが報告されています。

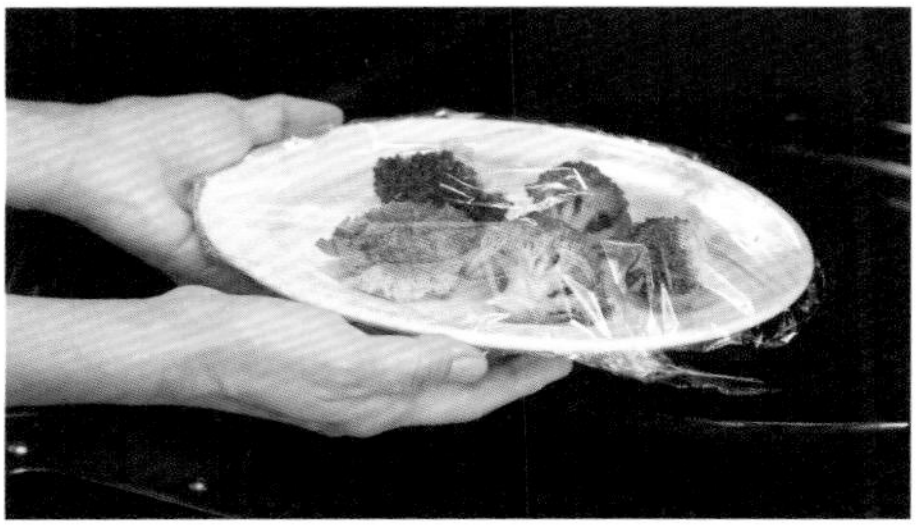

電子レンジもOK

洗ってから、ふんわりとラップをかけてスイッチを入れます。600Wの電子レンジの場合、もやしは２分、ブロッコリー・ごぼうは３分を目安に。電子レンジでも、ビタミンC・カリウムは、95％以上残ります。

●注　上記の残存率の数字は、J-stage「無水調理によるブロッコリーのミネラル・ビタミンの変動」より

野菜たち —1

葉物野菜は、主に葉の部分を食べる野菜。ビタミン・ミネラル・食物繊維が豊富で、糖質が少なく、パワーサラダでは最も重要な野菜です。

葉物〈葉茎菜類〉

クセが少なく、サラダに便利！パワーサラダの主役クラス

サニーレタス
糖質 1.2g

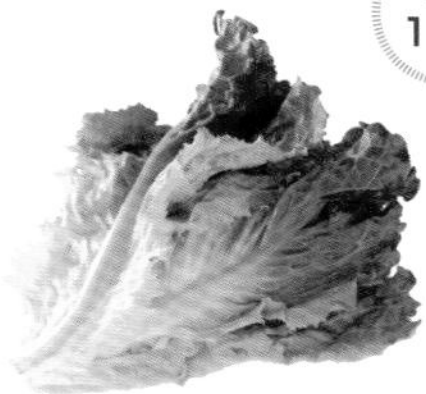

栄養はレタスより豊かで、βカロテン・ビタミンC・カリウム・カルシウムが豊富。

レタス
糖質 1.7g

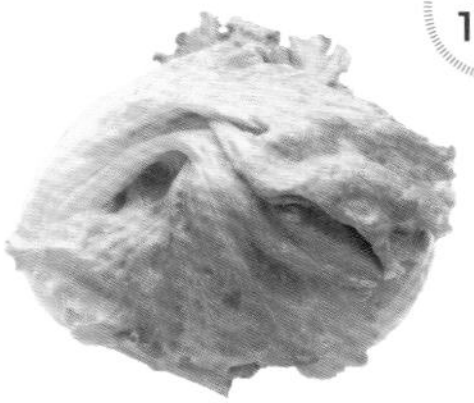

さっぱりとした味でたんぱく質と相性抜群。栄養はカリウム・食物繊維等をバランスよく含む。

ロメインレタス
糖質 1.5g

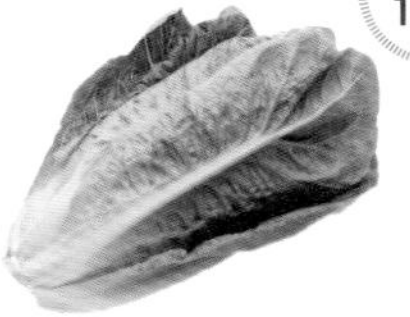

サニーレタスと同様に栄養豊か。βカロテン・ビタミンC・カリウム・カルシウムが豊富。

紫キャベツ
糖質 3.9g

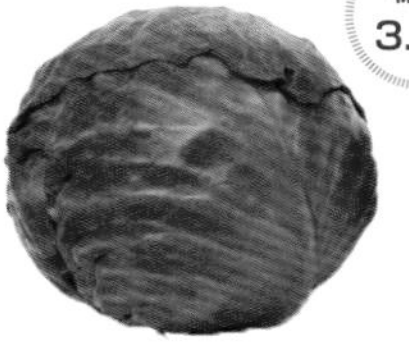

キャベツ以上にビタミンCが豊富。主な野菜中で3番目。紫の色は、アントシアニン。

キャベツ
糖質 3.4g

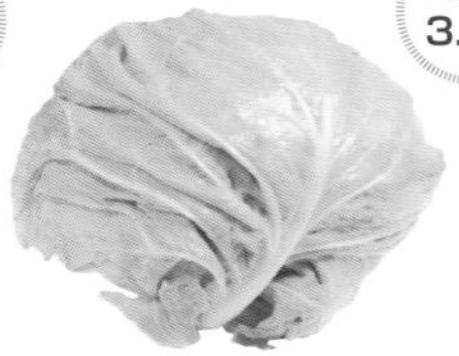

ビタミンCがたっぷり。胃の粘膜を再生するビタミンUとビタミンK・カリウムも豊富。

※それぞれの数値は100gあたりの糖質量と単位です。

ビタミンが豊富な個性派野菜

ブロッコリー
糖質 1.5g

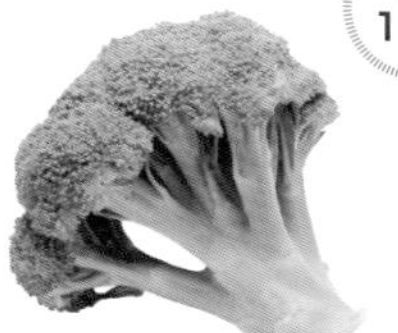

ビタミン・ミネラルが非常に豊富。C・B類・E・K、葉酸に加え、カリウム・鉄も。

カリフラワー
糖質 2.3g

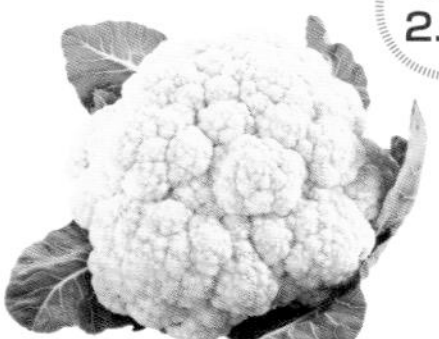

ビタミンC・B類と、カリウム・食物繊維が豊富。熱に強いビタミンCを持つ。

アスパラガス
糖質 2.1g

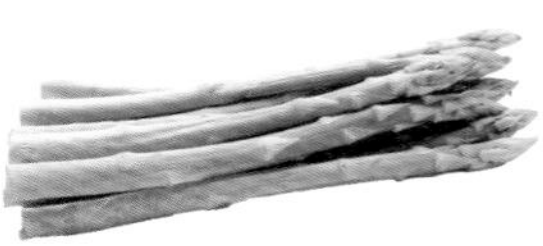

疲労回復に効果のあるアスパラギン酸の他、ルテイン・葉酸・ビタミン類が豊富な超野菜。

パワーサラダで活躍する

栄養が豊富！ 生でもOK！

モロヘイヤ

糖質 0.4g

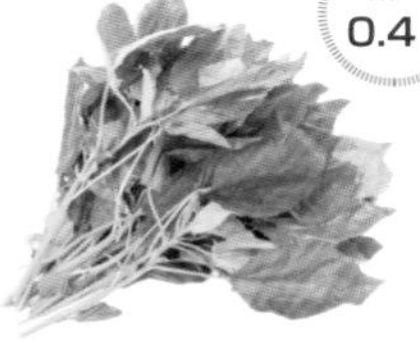

野菜の王様。ビタミンE、βカロテン・B_2・葉酸・パントテン酸が、主な野菜中で２番。

ほうれん草

糖質 1.3g

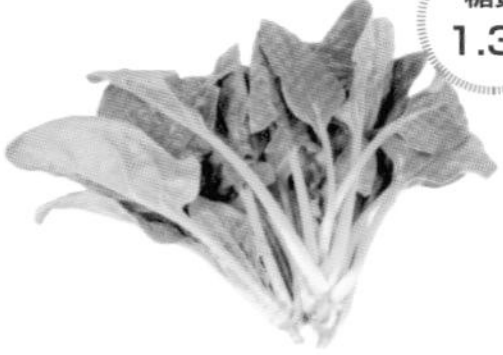

ビタミン・ミネラルが非常に豊富。βカロテンは主な野菜のベスト４。鉄・カルシウムも豊富。

小松菜

糖質 0.5g

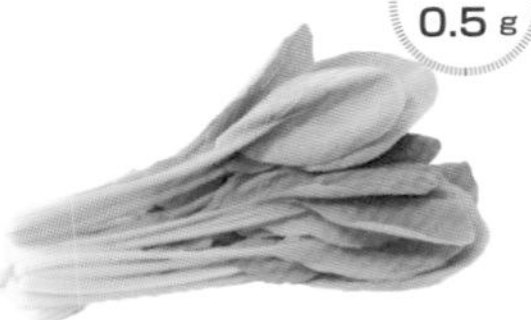

βカロテン・ビタミンC・E・鉄・カルシウムが豊富。あくが少なく、生で食べやすい。

サラダ菜

糖質 0.9g

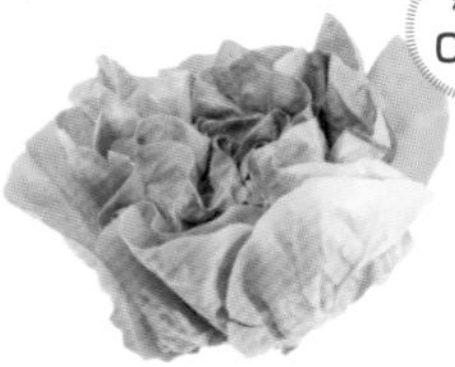

レタスの一種で、ビタミン・ミネラルが豊富。生で美味しいので、どんどん食べたい野菜。

春菊

糖質 0.7g

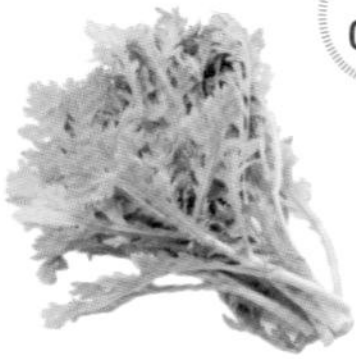

βカロテン・ビタミンC·Kとミネラルが豊富。独特の香りには胃腸の調子を整える作用が。

水菜

糖質 1.8g

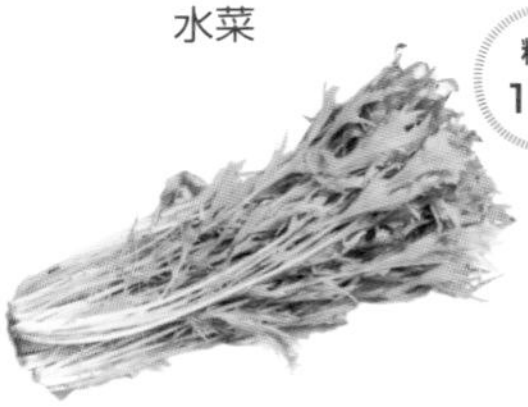

ビタミンCと食物繊維が豊富。他のビタミンやミネラルもバランスよく含んでいる。

高栄養で大注目の発芽野菜

ブロッコリースプラウト

糖質 0.8g

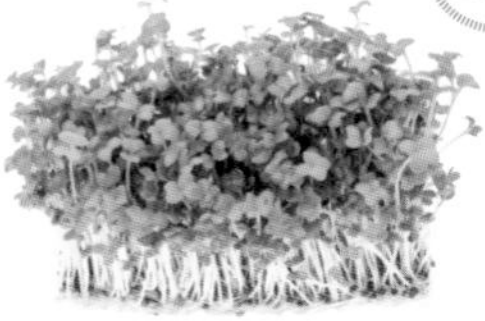

βカロテン・カルシウムが非常に豊富。そして肝臓に効果のあるスルフォラファンも含有。

かいわれ大根

糖質 1.4g

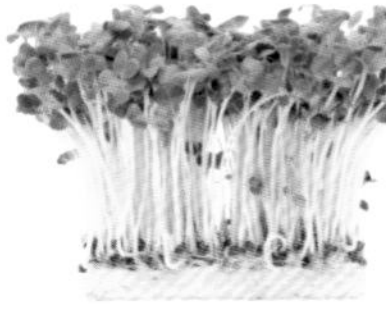

ビタミンC·Kが豊富。辛み成分のイソチオシアネートは、がん予防に効果がある。

もやし

糖質 1.3g

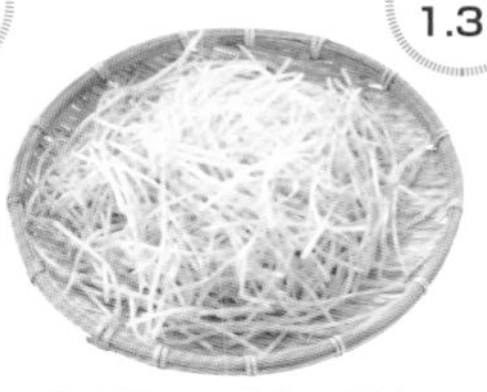

水溶性と不溶性の両方の食物繊維を含む。ビタミンC・カリウムも含むが、量は多くない。

野菜たち ― 2

野菜は、その分類により栄養が大きく変わります。果菜類も豆類も他の野菜も、特徴をうまく生かして食べてください。

豆類

食物繊維が多く、ミネラルも豊富！

枝豆

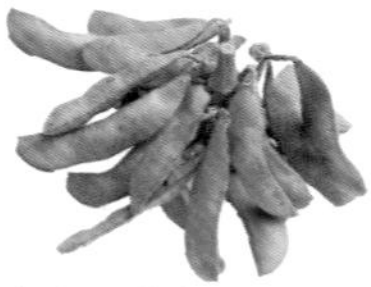

糖質 3.8 g

主な野菜中、葉酸が1番、ビタミンB_1が２番、鉄が３番、食物繊維４番、カリウム5番、そしてビタミンＣも豊富。

グリーンピース

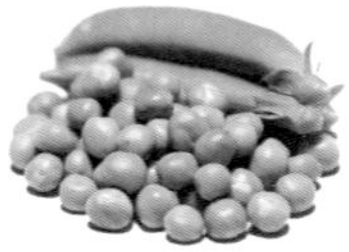

糖質 7.6 g

主な野菜中、ビタミンB_1・食物繊維が１番多い。パワーサラダで使える豆類としては、枝豆とともに最良の選択。

さやいんげん

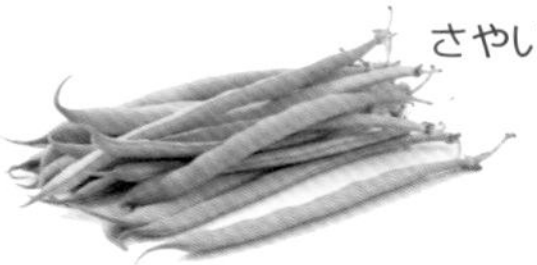

糖質 2.7 g

ビタミン・ミネラル・食物繊維が豊富で、βカロテン・ビタミンB_2・マグネシウム・カルシウムを多く含む。

果菜類

糖質は多めだが、ビタミンが豊富！

トマト

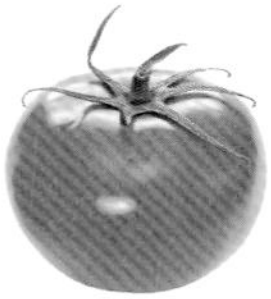

糖質 3.7 g

赤い色素のリコピンには、βカロテンの２倍以上の抗酸化力がある。βカロテン・ビタミンＣ·Ｅ、カリウムも豊富。

パプリカ

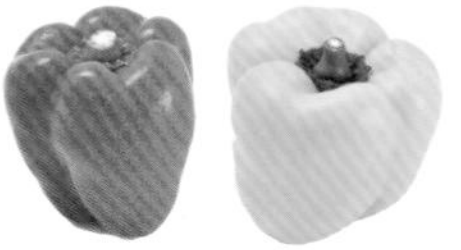

糖質 5.6 g

（糖質量は赤）

主な野菜中、ビタミンＣが１番多く、ビタミンＥは３番目、βカロテンも豊富。パワーサラダで重要な野菜。

きゅうり

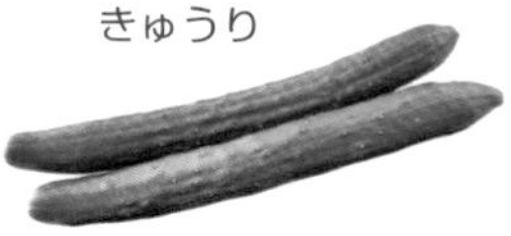

糖質 1.9 g

ビタミン・ミネラルをバランスよく含有。クセのない味で、食感も良く、パワーサラダには大変便利な野菜。

キノコ類

糖質が少なく食物繊維が豊富！

マッシュルーム

糖質 0.1 g

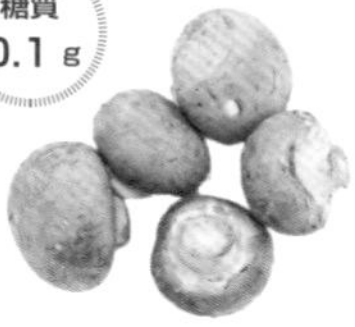

食物繊維の他、カリウム・銅・パントテン酸を多く含む。銅は肌にいい。生食もOK。

ナッツ類

糖質は多いが栄養豊富！

アーモンド

糖質 10.8 g

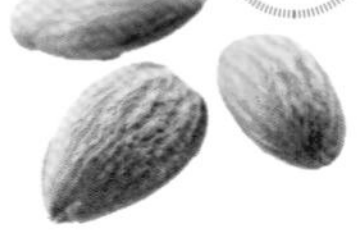

食物繊維とビタミンＥは、全食品中でトップクラス。ミネラルもカリウム・鉄などが豊富。

ピーナッツ

糖質 11.4 g

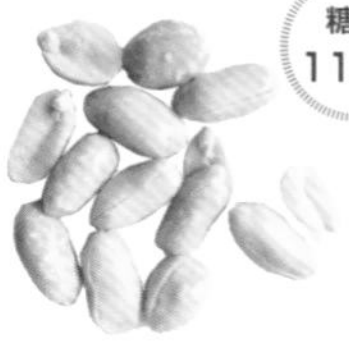

食物繊維の他、カリウム・鉄などのミネラルが豊富。ビタミンもナイアシンやＥが多い。

パワーサラダで活躍する

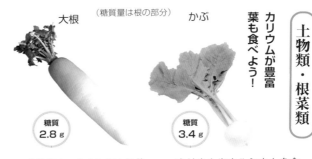

土物類・根菜類

カリウムが豊富 葉も食べよう！

(糖質量は根の部分)

大根

糖質 2.8g

カリウム・カルシウムの他、辛み成分で解毒作用を持つイソチオシアネートを含有。

かぶ

糖質 3.4g

カリウムやカルシウムを含む。葉の部分は、βカロテン・ビタミンC・Eが大変豊富。

クセは強いが、血圧を下げ、ダイエット効果も！

玉ねぎ

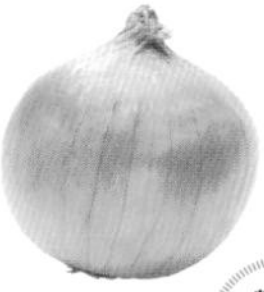

糖質 7.2g

ケルセチンという成分が血圧を下げ、辛み成分の硫化アリルはダイエットに効果。硫化アリルは熱に弱いので、生で摂るのがオススメです。

糖質は多いが、食物繊維が豊富！

にんじん

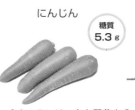

糖質 5.3g

βカロテンは、主な野菜中2番目。水溶性食物繊維も多く、千切りなら、生でもOK。

ごぼう

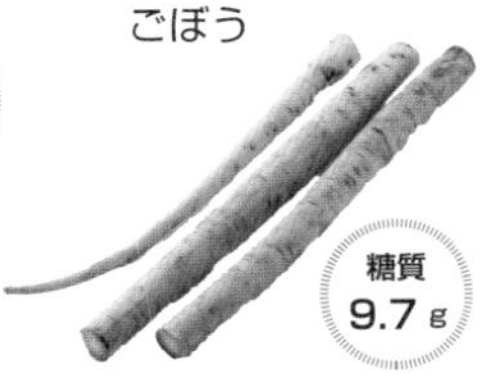

糖質 9.7g

水溶性食物繊維は主な野菜中3番目。ミネラルも豊富。薄く切ってさっと煮て使います。

海藻類

食物繊維とミネラルがたっぷり！

のり

糖質 8.3g

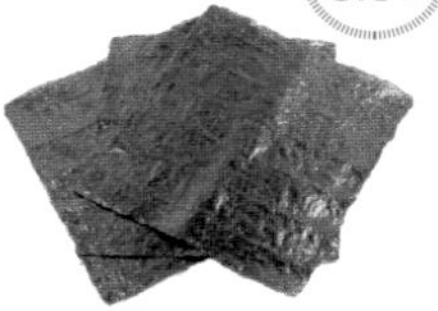

和風のサラダに。ビタミンB類・βカロテン・Cの含有量がすごい。貧血改善に効果。

わかめ

糖質 2.0g

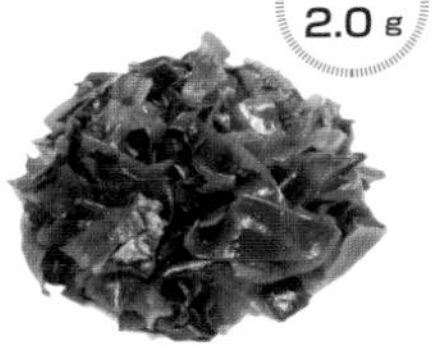

カルシウムとビタミンKが豊富で、骨を強化。水溶性食物繊維とβカロテンも多い。

しいたけ

糖質 1.5g

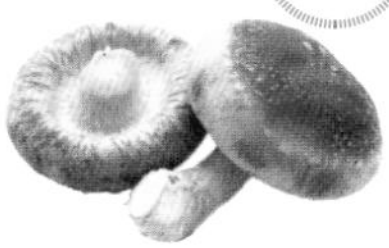

食物繊維・ミネラルが多く、ビタミンはB類のナイアシン・パントテン酸とDが豊富。

パワーサラダで活躍する野菜たち —— 3 その他の野菜

次は、ややクセの強い野菜や香草など。味も栄養も特徴のある野菜たちです。

紫玉ねぎ

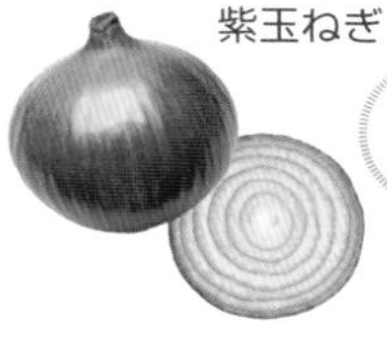

糖質 7.3g

紫色の成分はアントシアニン。強い抗酸化力を持つ。玉ねぎより辛みが少なくサラダ向き。

わけぎ

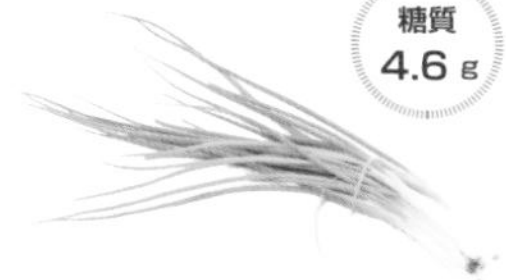

糖質 4.6g

ねぎの仲間だが、白部分が少ない。βカロテン・カルシウムが豊富。硫化アリルも含有。

長ねぎ

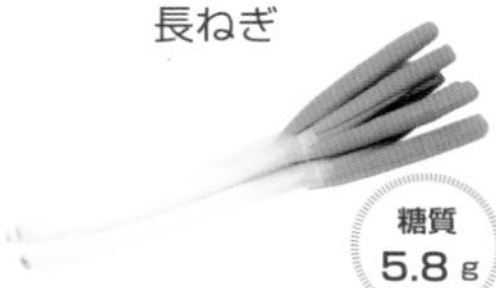

糖質 5.8g

白部分にはビタミンCが多く、緑部分にはβカロテンやビタミンK・B類。硫化アリルも。

しそ

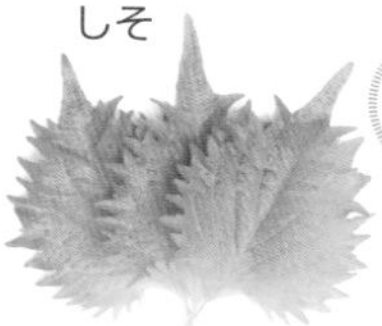

糖質 0.2g

量は摂れないが、ビタミン・ミネラルが非常に豊富。香り成分は強い抗菌作用を持つ。

みょうが

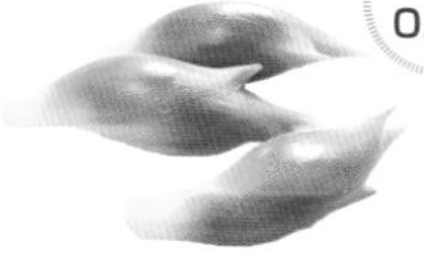

糖質 0.5g

香り成分は、血行促進・食欲増進・消化促進に効果を持つ。カリウムも豊富。

セロリ

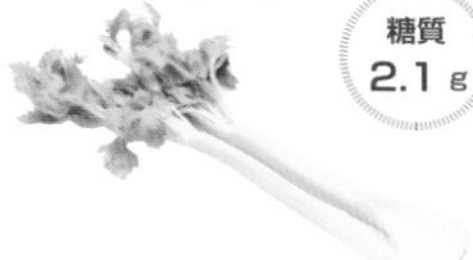

糖質 2.1g

βカロテン・カリウムが豊富。香りの成分は、血行促進・食欲増進の効果を持つ。

クレソン

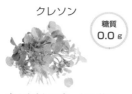

糖質 0.0g

イソチオシアネードの他に、βカロテン・ビタミンK・葉酸が豊富。

ルッコラ

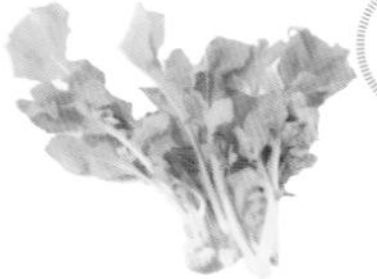

糖質 0.5g

地中海沿岸が原産地の葉物野菜。βカロテン・ビタミンC・E・Kと、ミネラルが豊富。

パセリ

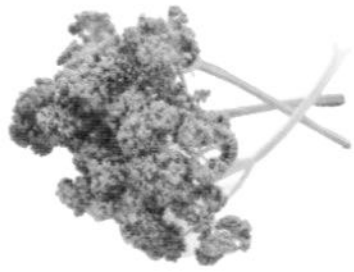

糖質 1.0g

パセリも大量には摂れないが、ビタミン・ミネラルが非常に豊富。貧血改善に効果大。

パクチー（シャンツァイ）

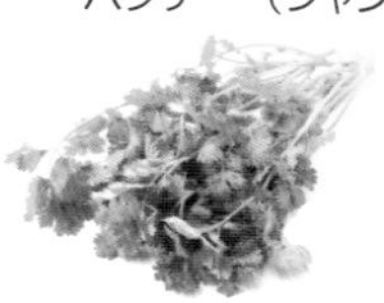

糖質 0.16g

タイ料理で人気の香味野菜。消化促進効果があり、βカロテン・ビタミンE・Kも豊富。

黒オリーブ

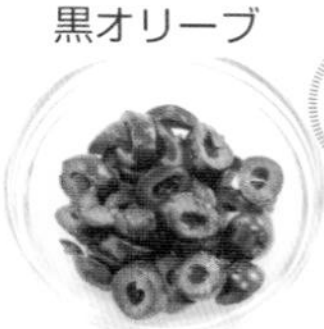

糖質 0.9g

ビタミンEが、主な野菜中で2番、ミネラルも豊富。良質な脂質のオレイン酸も含有。

キムチ

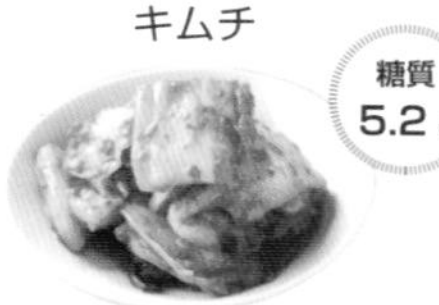

糖質 5.2g

発酵食品で、乳酸菌・食物繊維・カリウム・ビタミンC・B類を含有。塩分は要注意。

果物で食べやすさと季節感を演出！

糖質の多い果物は、少量を使うのがコツ。酸味がいいアクセントに。

アボカド

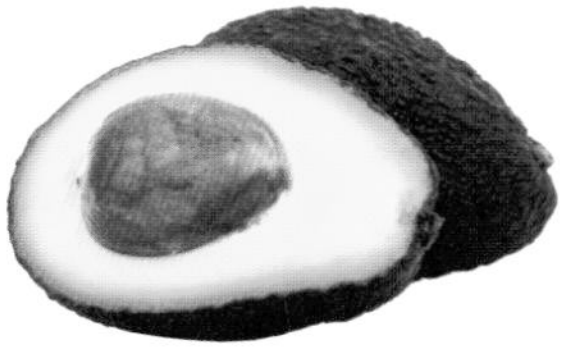

糖質 0.9g

果物だが糖質は少なめ、良質の脂質を含む。水溶性食物繊維とビタミンＢ類・Ｅ・Ｋとカリウム・銅が豊富。肉や刺身ともよく合う。

りんご

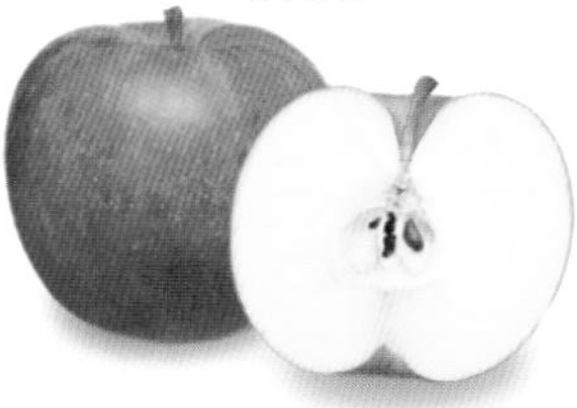

糖質 14.1g （皮むき）

カリウムと水溶性食物繊維が豊富。抗酸化作用の強いポリフェノールを含み、疲労回復や老化防止効果も。皮ごと切って、サラダに。

オレンジ

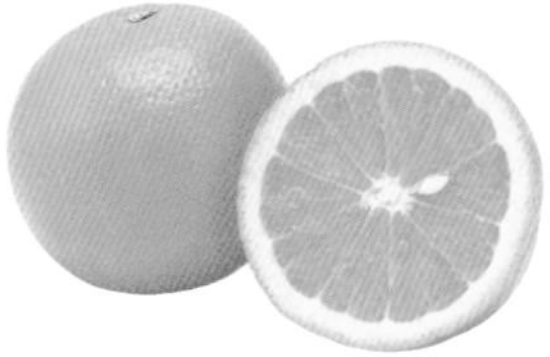

糖質 9.0g

ビタミンＣ・葉酸・カリウムが豊富。他のミネラルもバランスよく含み、βカロテン・ビタミンＢ類も。酸味がサラダにぴったり。

イチゴ

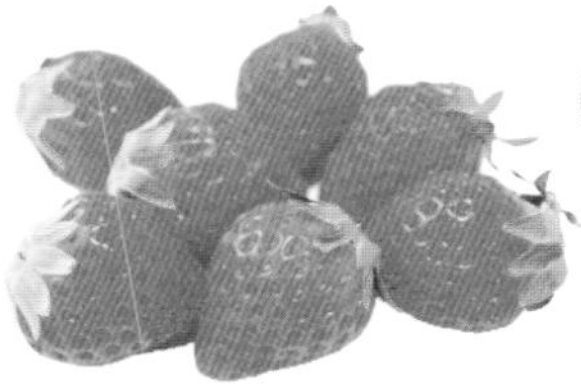

糖質 7.1g

ビタミンＣが豊富で、１日10粒で必要な量を摂れます。葉酸も多く含み、認知症予防に効果あり。カリウムと食物繊維も豊富。

主にドレッシングで活躍する果物

キンカン

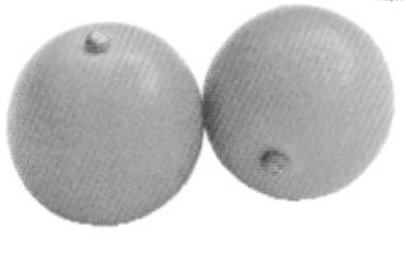

糖質 12.9g

春が旬の小さい柑橘類で、ビタミンＣとカルシウムが豊富。皮ごと食べられ、水溶性食物繊維を多く摂取でき、パワーサラダに最適。

すだち

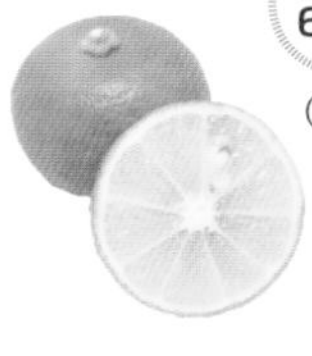

糖質 6.5g （果汁）

徳島県の特産品で夏が旬。ビタミンＣ・クエン酸が豊富。皮にはβカロテン・ビタミンＥやミネラルが多い。さわやかな酸味が美味。

レモン

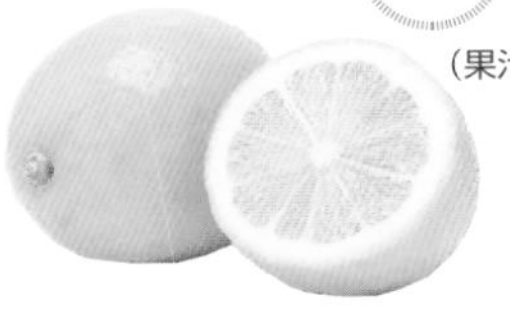

糖質 8.0g （果汁）

ビタミンＣは主な食品中のトップクラスで、美肌・免疫力アップに。クエン酸も多く疲労回復効果が。皮ごと切ってサラダにする手も。

ベスト！

魚はEPA・DHAとビタミン・ミネラルが豊富。鶏肉は脂質が少なくビタミン・ミネラルが多く、他の肉より消化吸収がいい。

魚の缶詰は栄養最高で低価格

EPA・DHAが豊富で、安くて便利。水煮がオススメで、汁まで使います。

シャケ缶

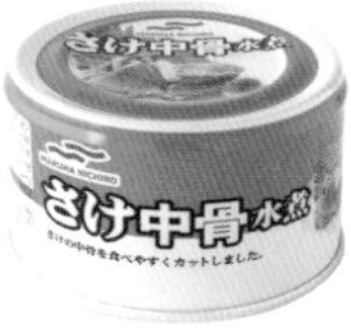

赤色成分のアスタキサンチンには、ビタミンEの数百倍の抗酸化力がある。EPA・DHAも豊富。

サバ缶

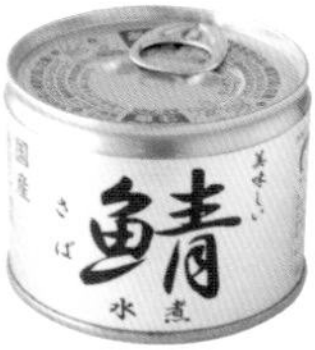

サバは青魚で、EPA・DHAはツナ缶よりも多く、ビタミンDも豊富。独特の風味はスパイスで対応を。

ツナ缶

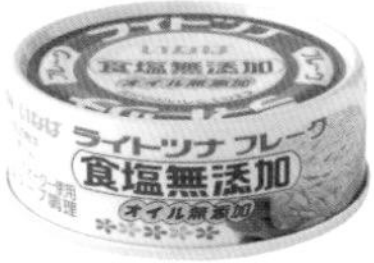

原材料はマグロかカツオで、EPA・DHAが豊富。ナイアシンも非常に多く、二日酔いにも効果。

鶏肉は胸肉とササミがおすすめ！

ビタミンAが非常に多く、ビタミンB_2・B_6も豊富。カルノシンも魅力的。

イワシ缶

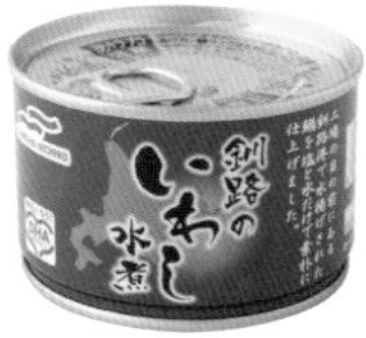

青魚で、EPA・DHAはサバ缶と同等かそれ以上。カルシウムとビタミンDも豊富。骨の強化に最適。

鶏のササミ缶

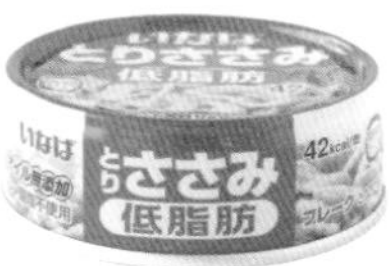

カルノシンの他、ナイアシンを多く含む。こちらもさっぱりした味で、パワーサラダにピッタリ。

鶏の胸肉

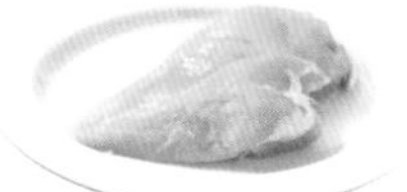

カルノシンは疲労回復に効果。さっぱりした味で、お酢と合う。市販のサラダチキンは添加物に注意。

身近で便利なたんぱく質！

迫力はないけど、第2のたんぱく質としても使える、安くて美味しい食材。

納豆

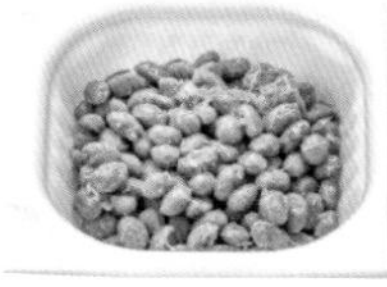

大豆から作られ大豆より栄養豊富な発酵食品。ナットウキナーゼには血行促進効果。水溶性食物繊維も豊富。

豆腐

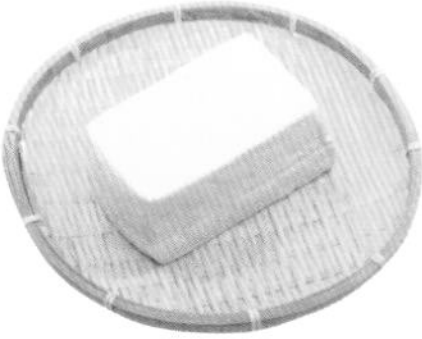

消化吸収の楽なたんぱく質。大豆のイソフラボンやビタミンB類も。ドレッシングともよく合う。

卵

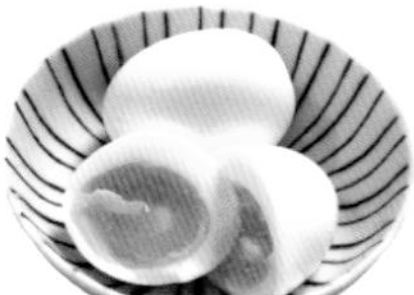

ビタミンCと食物繊維以外の栄養素をバランスよく含む完全食品。茹でて使うと、味も色も最高。

たんぱく質は魚と鶏肉が

魚の刺身は栄養満点で、ごちそうサラダに！

魚の刺身は、EPA・DHAが豊富。脂ののった刺身は生野菜との相性もバッチリ。夕食や会食時の「ごちそうサラダ」にピッタリの食材です。

マグロ

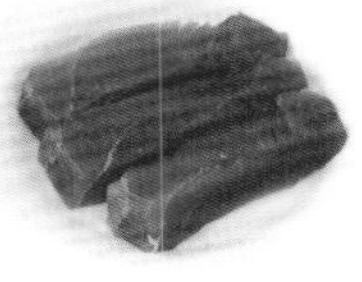

トロの部分にはEPA・DHAが豊富。赤身にはナイアシン・鉄。わさび醤油ドレッシングでどうぞ。

カツオ

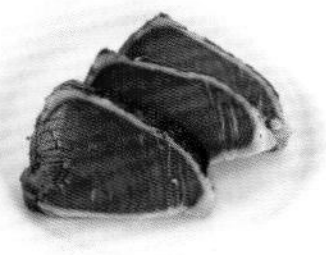

ナイアシンは、全食品中トップクラス。ビタミン・ミネラルも豊富。にんにくやしょうがと合わせると美味。

サーモン

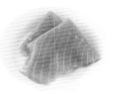

アスタキサンチンは抗酸化力が強く、老化や動脈硬化に効果。粉チーズをかけると味も栄養も最強。

鯛

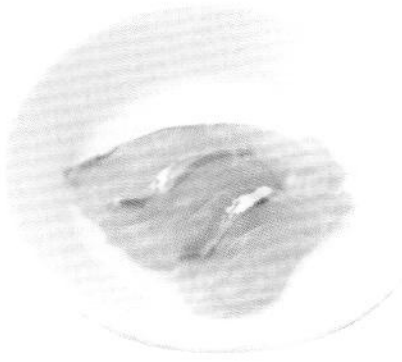

EPA・DHAは多くないが、ビタミンB_1・D・タウリンが豊富。さっぱりした味で、上品なサラダに。

牛肉と豚肉は迫力で勝負！

重要なたんぱく源。脂質もあり、食べ応えのあるパワーサラダになる。

牛肉

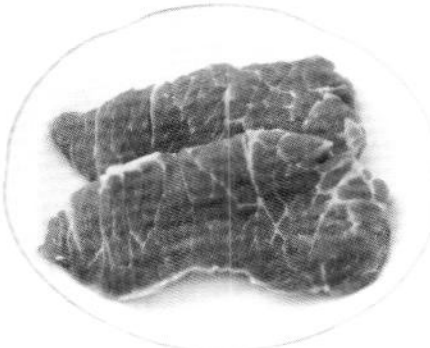

脂質・鉄・ビタミンB_{12}が豊富で、重要なたんぱく質。ビタミンCと合わせると、貧血予防に。

豚肉

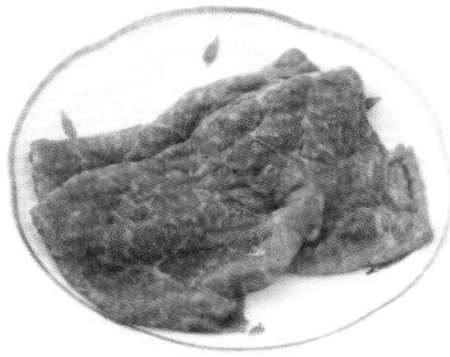

ビタミンB_1の含有量は全食品中１番。B_1は糖の代謝にかかわる重要な成分。ねぎ類と合わせると効果大。

タコ・イカ・海老で変化を楽しむ

3種ともタウリンが豊富。海老にはアスタキサンチンも。

タコ

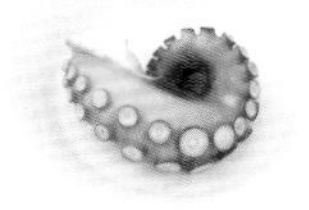

タウリンはコレステロール値を下げる。ビタミンEと亜鉛も豊富。味はお酢とよく合う。

イカ

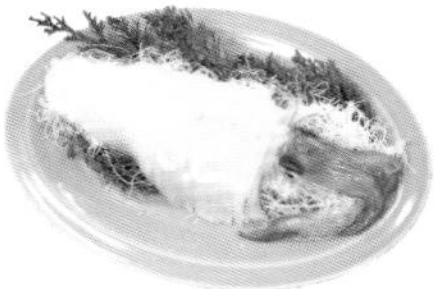

タコと同様にビタミンE・亜鉛も豊富。刺身でも焼いても、美味しく食べられる。

海老

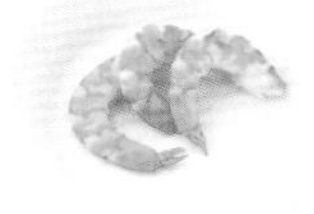

ビタミンB_{12}・銅・カルシウムも豊富。茹で海老はマヨネーズ・お酢との相性もバッチリ。

簡単に作る！

ドレッシングは、自分で作りましょう。
無添加のものが、作れます。

基本ドレッシングは、すし酢、オイル、塩で作る

市販のドレッシングには、様々な添加物と使いたくないオイルが入っています。しかし、すし酢と良質のオイル（オリーブオイル・ごま油など）と塩少々で作るので、安全で安心です。

《シンプルドレッシングの分量》

オリーブオイル

分量1

オレイン酸の多い油で、5つの健康効果が。酸化しにくく、フルーティな味も魅力です。

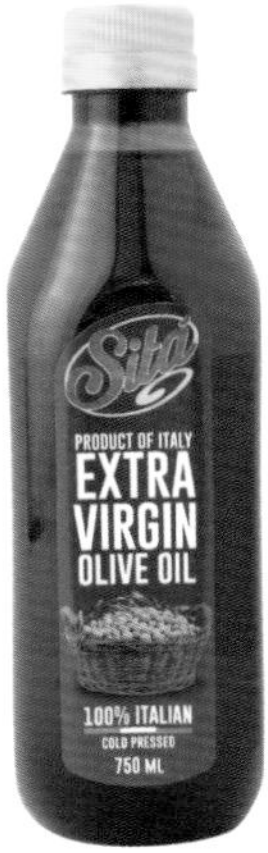

すし酢

分量1

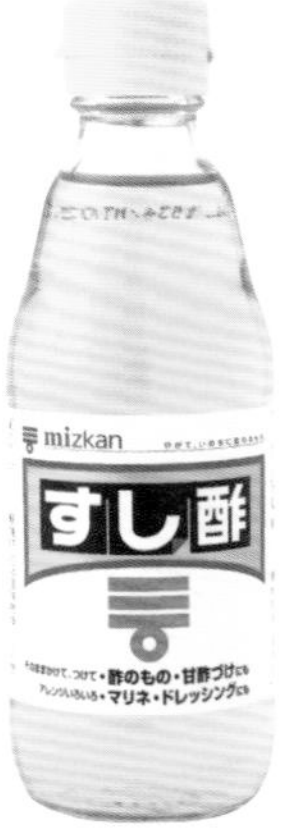

穀物酢・米酢に糖分と昆布などのうまみ成分を加えてあります。基本的に添加物は入っていません。

粗塩

分量少々

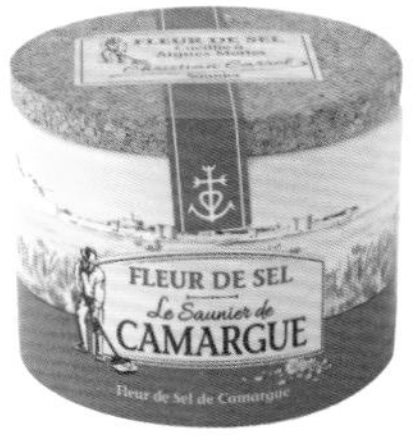

塩は、粗塩がおすすめです。ミネラルが豊富で、うまみもあり、味を引き立ててくれます。

糖質を減らしたい時は他のお酢を活用！

すし酢を1／2にして、他のお酢を1／2加えます。白ワインビネガー・りんご酢などを入れると、糖質量が減ると同時に、フルーティな風味になり、食べやすくなります。

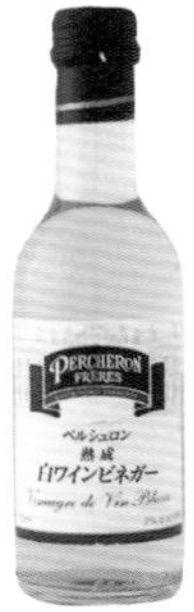

白ワインビネガー

アレンジも簡単

レモンやマヨネーズを加えると、味は大きく変化します。マヨネーズですが、カロリーオフのものは糖質が多いので普通のマヨネーズを少量使いましょう。ごま油は独特の風味で、料理のアクセントに。

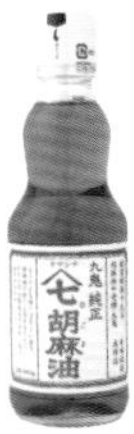

ごま油

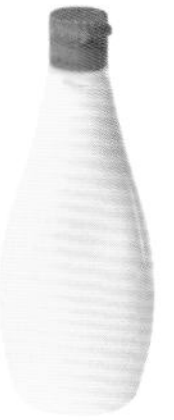

マヨネーズ

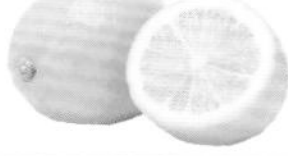

レモン

ドレッシングはすし酢で美味しく

パワーサラダ基本ドレッシング 10

洋風

1. シンプルドレッシング	すし酢 1:オリーブオイル 1＋粗塩少々
2. レモンドレッシング	すし酢 1:オリーブオイル 1＋粗塩、レモン汁、レモンの皮少々
3. マヨネーズドレッシング	すし酢 1:オリーブオイル 1＋マヨネーズ少々

和風・エスニック風

4. すりごまドレッシング	すし酢 1:マヨネーズ 1:すりごま 1+粗塩少々
5. しょうがドレッシング	すし酢 1:ごま油 1 :しょうがすりおろし 1+粗塩少々
6. 酢の物風ドレッシング	すし酢 1:ごま油 1＋粗塩少々
7. 中華シンプルドレッシング	すし酢 1:ごま油 1:水 1
8. タイ風ドレッシング	すし酢 1:ライム 1+ナンプラー、にんにく、唐辛子少々

その他・ピクルス・マリネ用

9. ピクルスドレッシング	すし酢 1:酢 1
10. マリネドレッシング	すし酢 1:酢 1:オリーブオイル 1

楽しもう！

お酢の世界は奥が深い。その味も実に様々。
色々なお酢に挑戦してみましょう。

※糖質の量は、大さじ１杯（15g）に含まれる量です。

日本のお酢

お酢は、原材料や製作法により、その味が大きく異なります。
下は日本のお酢。右端の穀物酢が、最も一般的なお酢です。

りんご酢

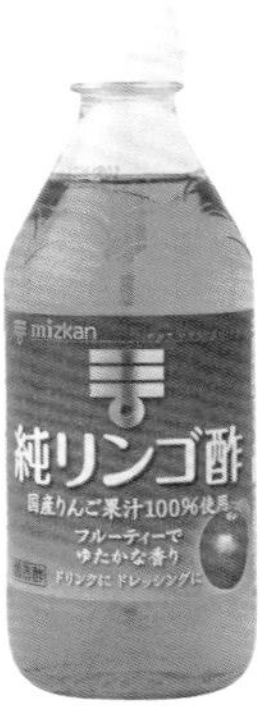

（糖質1.8g）

りんごを原料にした果実酢。やや酸味が弱く、フルーティな酸味でサラダに合う。

すし酢

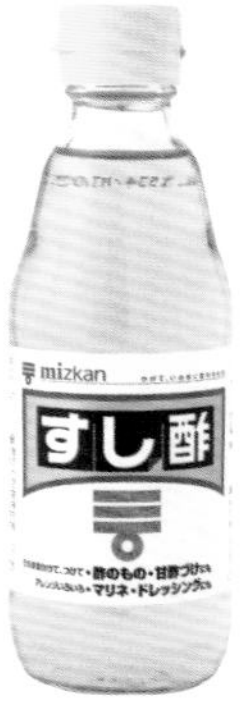

（糖質5.2g）

糖質は高めだが、味は良い。痩せたい時は、半分使うのがオススメ。

米酢

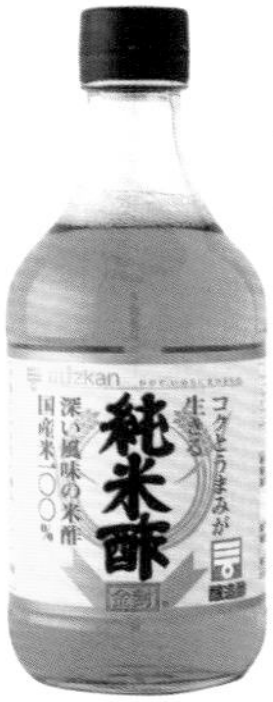

（糖質1.2g）

米を原料とするお酢。お米のうまみが感じられ、まろやかだが、酸味はしっかり。

穀物酢

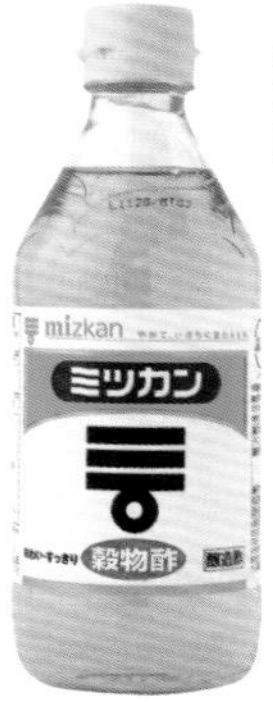

（糖質0.2g）

米・麦・コーンなどで作られたお酢。さっぱりとした味だが、ツンとした酸味も。

お酢は2種類使うと、もっと美味しくなる!

お酢を2種類、分量は半分ずつで使うと、それぞれの特長を生かすことができます。例えば、酸味のきいたお酢とフルーティなお酢を組み合わせるとか。この方法で、ご自身の味を作り出してください。

酸味が苦手な人には、軽めのお酢から始めて

お酢が苦手な人は、大人の男性にも子供たちにもいます。そういう人には、普通の穀物酢のツンとした酸味はきついかも。りんご酢・白バルサミコ酢などの軽い酸味とフルーティさを持つお酢で、お酢嫌いを直しましょう。

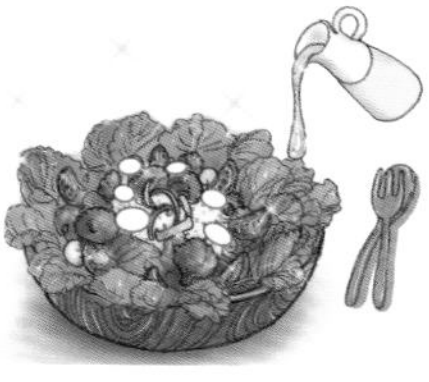

色々なお酢を

バルサミコ酢

イタリア生まれのお酢。ブドウを自然発酵させ熟成させて醸造。軽い酸味で、フルーティ。熟成期間などにより価格が異なりますが、250ミリリットルで約700円の普及品でもかなり美味。

赤

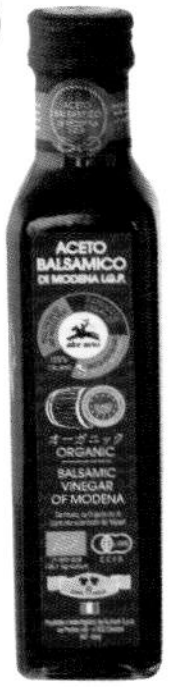

（糖質3.1g）

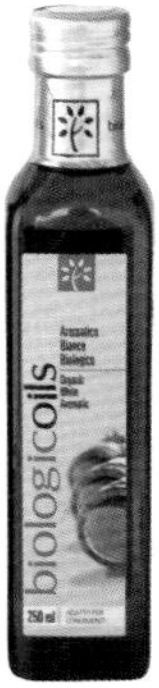

（糖質4.4g）

白

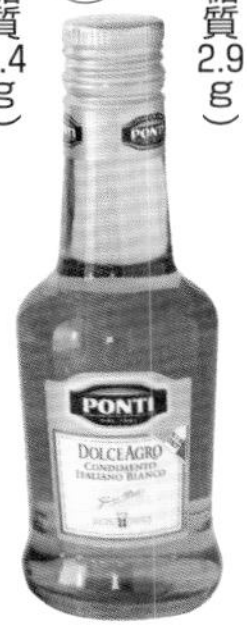

（糖質2.9g）

赤ブドウが原料。コクがあり、味わい深い。肉料理などで使われ、デザートにも。

白ブドウが原料。糖質はやや多いが、パワーサラダには一番のオススメ。

ワインビネガー

フランスで生まれたお酢。ワインに酢酸を加えて醸造され、酸味はしっかりで、糖質も少なめ。価格は日本のお酢より少し高いくらいで、使いやすいお酢です。

赤

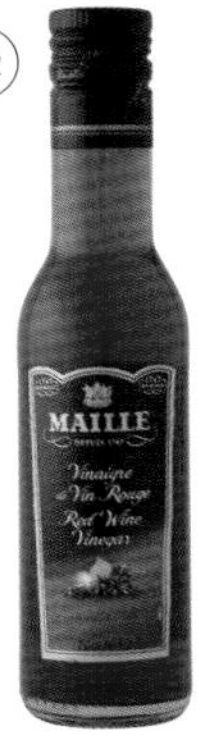

（糖質1.2g）

白

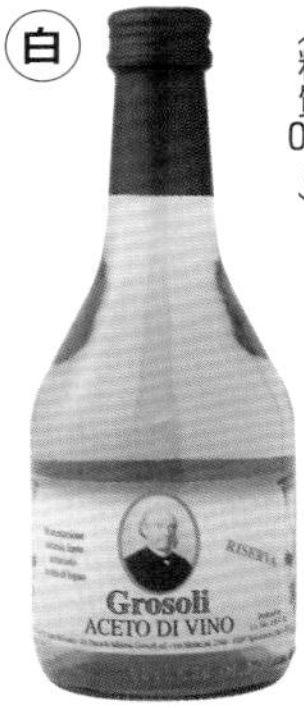

（糖質0.0g）

赤ワインを原料にしている。少し渋みがあり、主に煮込み料理に使われる。

白ワインが原料。軽い口当たりだが、酸味はしっかり。パワーサラダにピッタリ。

パワーサラダの仕上げはトッピングで！

カレー粉

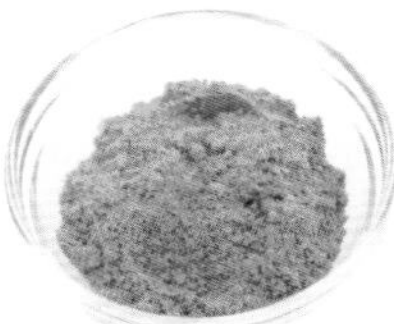

サバ缶などのややクセのある食材の上にかけると、風味が変わり、食べやすくなります。

のり

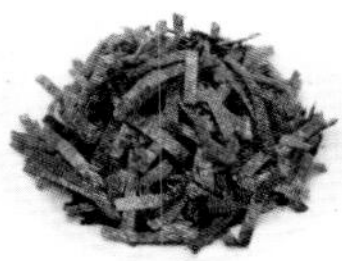

のりを細かくしてサカナ缶のサラダにかけると、味と香りがアップ。美味しくなります。

チーズ

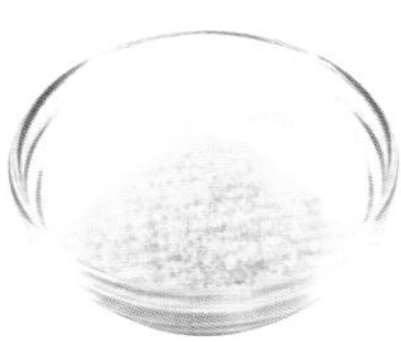

料理の最後にパルメザンチーズをかけると、見た目と風味が大きくアップします。

高品質で新鮮なオリーブオイルを使おう！

オリーブオイルのオレイン酸には、5つの健康効果が。（46ページ参照）

米油

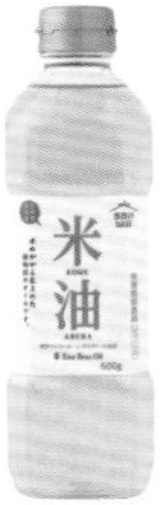

オリーブオイルと同様に、主成分はオレイン酸。効果もほぼ同じ。クセのない味で使いやすいオイルです。

ごま油

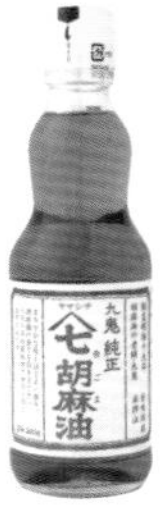

オレイン酸60%、リノール酸23%で、抗酸化作用もあります。独特の風味があり、パワーサラダでも活躍します。

オリーブオイルは、高品質のエキストラバージンオリーブオイルを使いましょう。えごま油・あまに油も健康に役立ちます。

エキストラ バージン オリーブオイル

オリーブオイルは、フルーティな風味でサラダの美味しさを引き立てます。開封後は、冷蔵庫でなく冷暗所で保存し、早めに使い切りましょう。

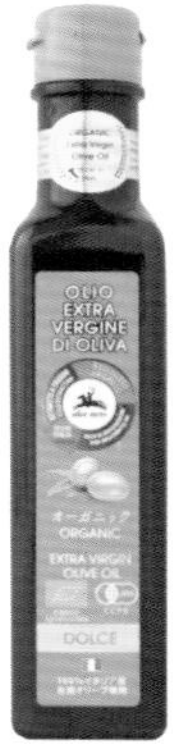

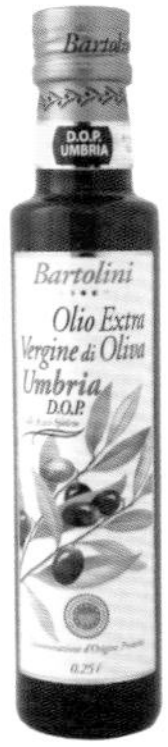

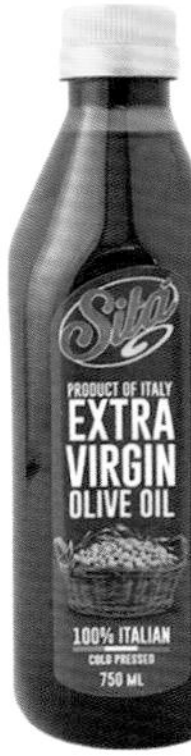

サラダ油は避けよう！

サラダ油は、菜種・大豆などが主な原料で、リノール酸を多く含みます。リノール酸の摂り過ぎは、善玉コレステロールを減らします。そして、高温処理により最も体に悪いトランス脂肪酸が生成されています。

オメガ3脂肪酸たっぷりのえごま油・あまに油もおススメ！

オメガ3脂肪酸は、動脈硬化を防ぎます。しかし加熱に弱いので、サラダで摂ることが最良の摂取法です。どちらもクセのない味ですので、オリーブオイルとの併用もバッチリです。

あまに油

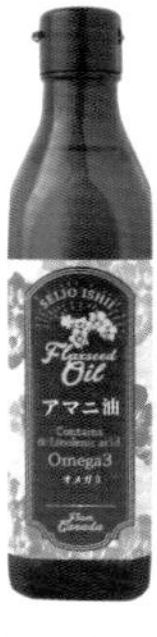

えごま油

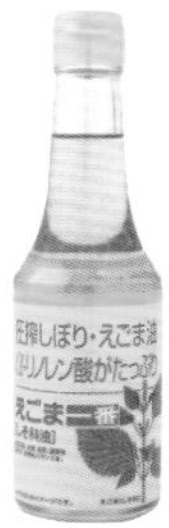

パワーサラダの作りおき作戦！

カットの時間を省き、野菜の買いだめも可能に！

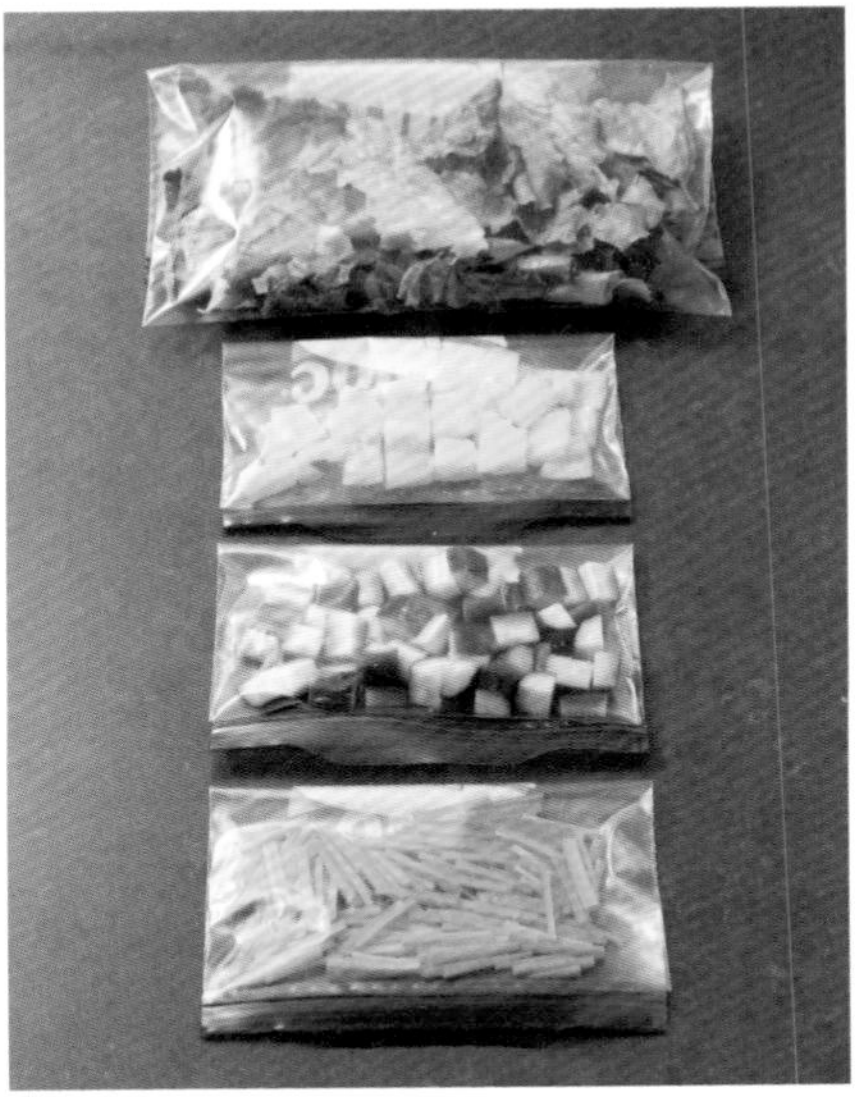

①前日カットで時短になる！

野菜を洗って、カットし、保存容器かジッパー付きの保存袋に別々にいれ、野菜室で冷蔵してください。前日にカットしておけば、忙しい朝食時に大助かり。5分以内で、パワーサラダが作れます。冷蔵庫で保存すれば３日はもちます。

茹でたブロッコリーは、水気を取ってから冷蔵！

ブロッコリーやカリフラワーは、冷まして、水気を拭き取ってから冷蔵に。これにより、ビタミンＣの損失が防げます。

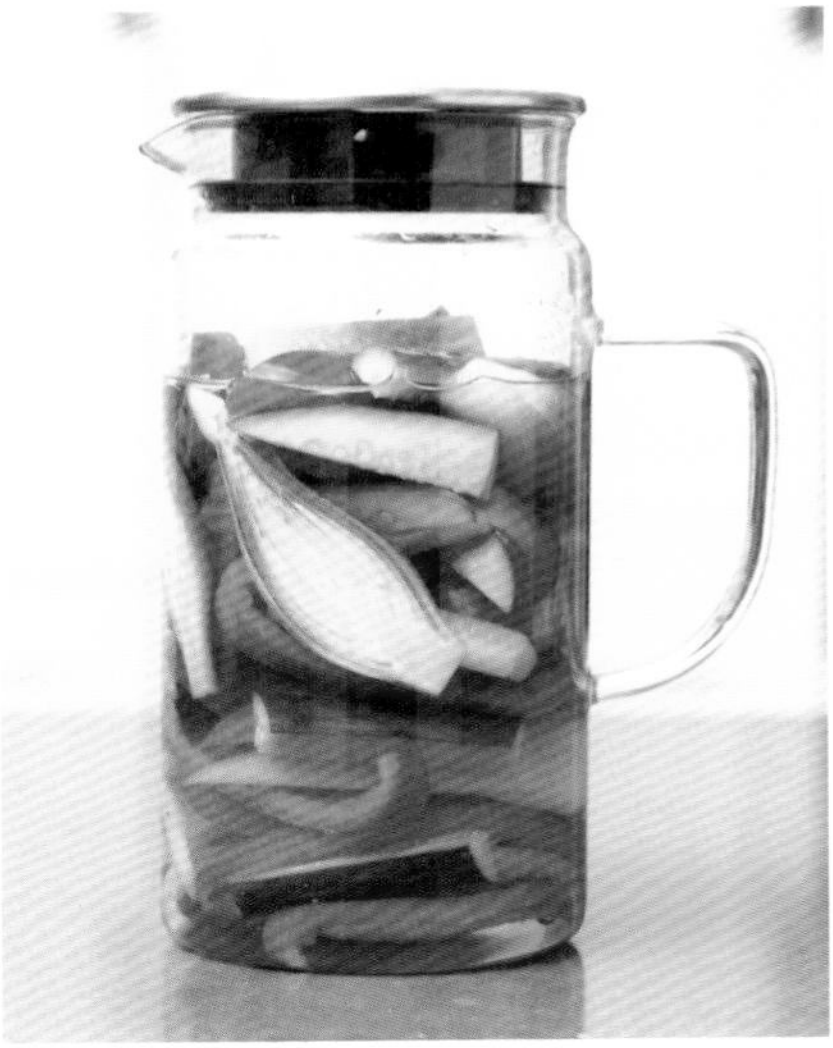

②ピクルスで１ヶ月保存ＯＫ！

ピクルス液に、大きめにカットした野菜を入れ､冷蔵庫で保存します。これだけで、１ヶ月間美味しく食べられます。パプリカ・きゅうり・玉ねぎ・カリフラワーなどが美味。安く売っていた野菜を大量に買ってきた時にも賢く活かせるのが、ピクルスです。

ピクルス液は簡単に作れる！

お酢とすし酢を同じ分量で混ぜるだけ。漬けたその日から、食べられます。

Column — 4

パワーサラダを、毎日家庭で！

「パワーサラダ」は、2016年にアメリカで流行し、2017年に日本でも注目された豪華なサラダを意味する言葉です。その後、豪華なサラダは日本でも定着し、サラダ専門店やデパ地下で売られ、大きな広がりを見せています。しかし、その栄養面での利点の理解はされておらず、家庭で毎日食べられるものにもなっていません。

日本は、1950年頃までは食物繊維をたくさん摂っている国でした。それが、10年間ほどで急激に減り、その後も少しずつ減り続けています。摂取量の減少の原因は、穀物・芋類・豆類などを食べなくなってきたことです。そして、食物繊維摂取量を年代別に見ると、ここでも20代～40代での不足が目立ちます。穀物離れは、もちろん悪いことではありません。しかし、同時に野菜の摂取を増やす必要があるのです。

厚労省の主導により、1日に350ｇの野菜を食べようという運動もはじまっています。しかし、具体的にどのように野菜・食物繊維の摂取を増やすかの道筋は示されていません。

この本は、「はじめの一歩」です。何回も言っていますが、パワーサラダを毎日家庭で食べるようになると、快食快便が実現できます。幸せになります。パワーサラダは、日本人の健康を守る救世主になります。

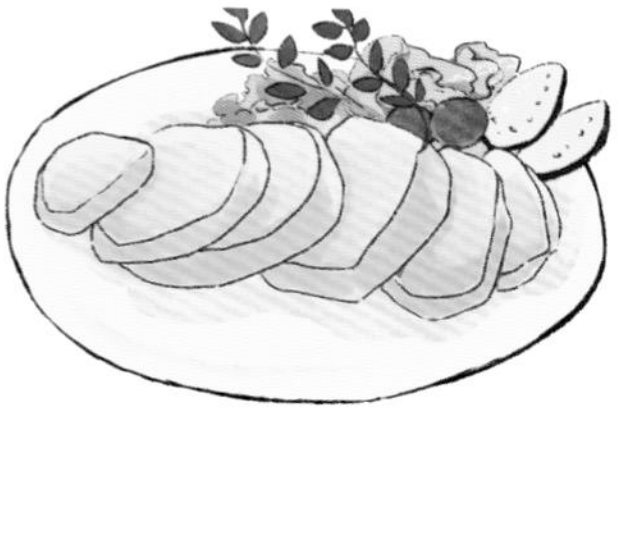

Part

5

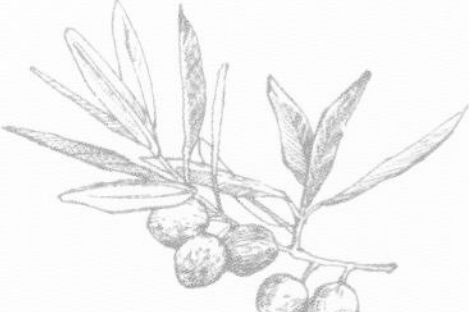

手頃なたんぱく質で毎日アレンジ！

手頃なたんぱく質とは、低価格で、保存でき、簡単に使えるたんぱく質食品のこと。具体的には、魚の缶詰やサラダチキンや卵など。ここでは各たんぱく質食品ごとのレシピを紹介します。

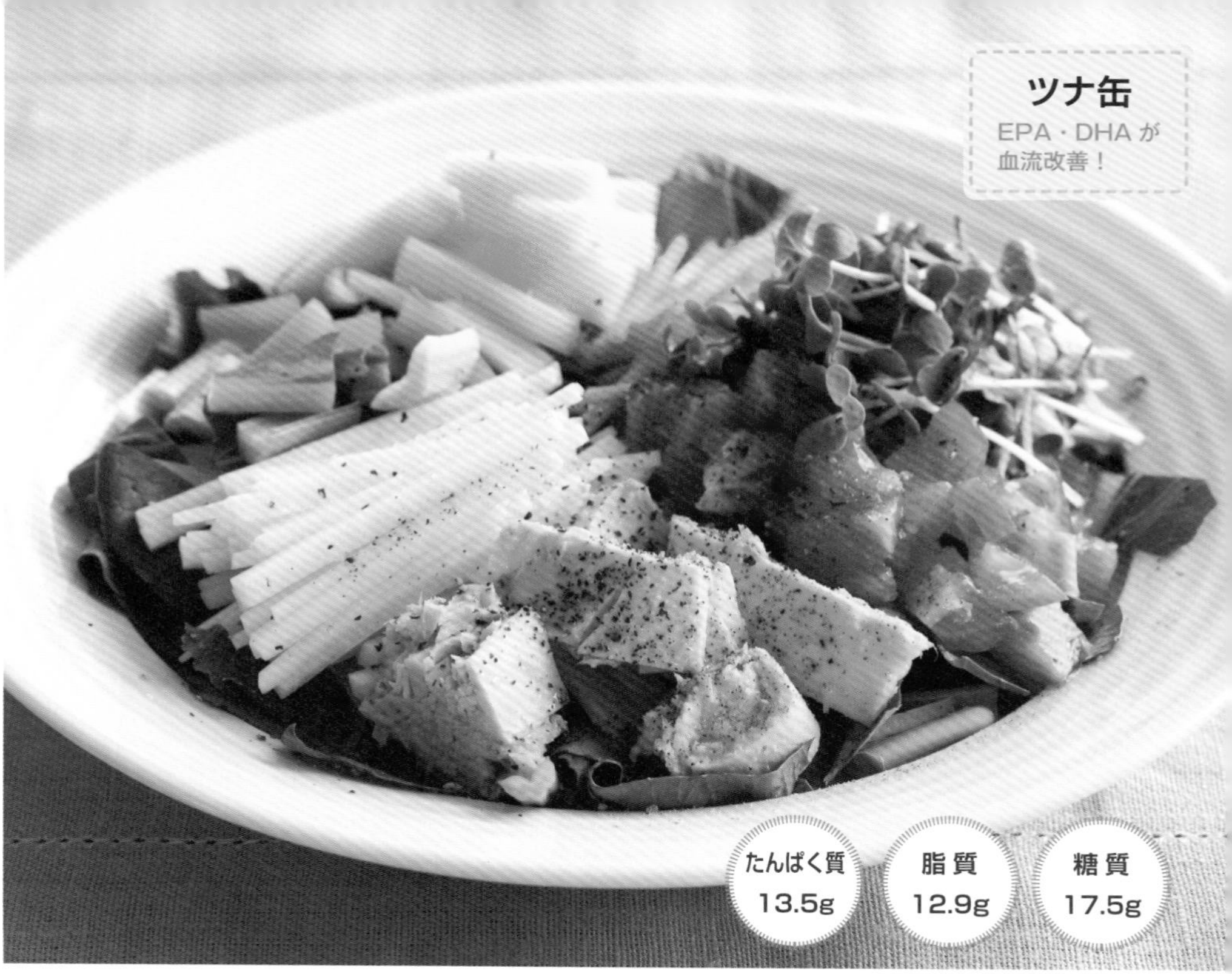
ツナ缶
EPA・DHAが
血流改善！
たんぱく質
13.5g
脂質
12.9g
糖質
17.5g

ツナとかいわれの味が楽しめ、りんご・大根のさっぱりさもアクセントに。

ツナとかいわれのサラダ

材料　1人分

ツナ缶（70g）1缶
大根　1.5cm
にんじん　2cm
小松菜　1株
りんご　1/8個
トマト　1/2個
かいわれ大根　1/2パック
こしょう　適宜

ドレッシング（A）
すし酢　大さじ1
オリーブオイル　大さじ1
粗塩　ひとつまみ

作り方

1　大根、にんじんは千切り。小松菜はざく切り、りんごは薄切り、トマトは角切り、かいわれは根を切る。
2　器に小松菜をのせ、にんじん・大根・りんご・トマト・ツナを放射状にのせ、ツナの上にはこしょうをかける。最後にかいわれをのせる。
3　（A）をまわしかけたら出来上がり。

ポイント

ツナ缶は、栄養豊富で、味もクセがない魚缶です。かいわれと大根のイソチオシアネートは活性酸素を減らし代謝を上げてくれます。よく噛んで食べることで、効果もアップします。

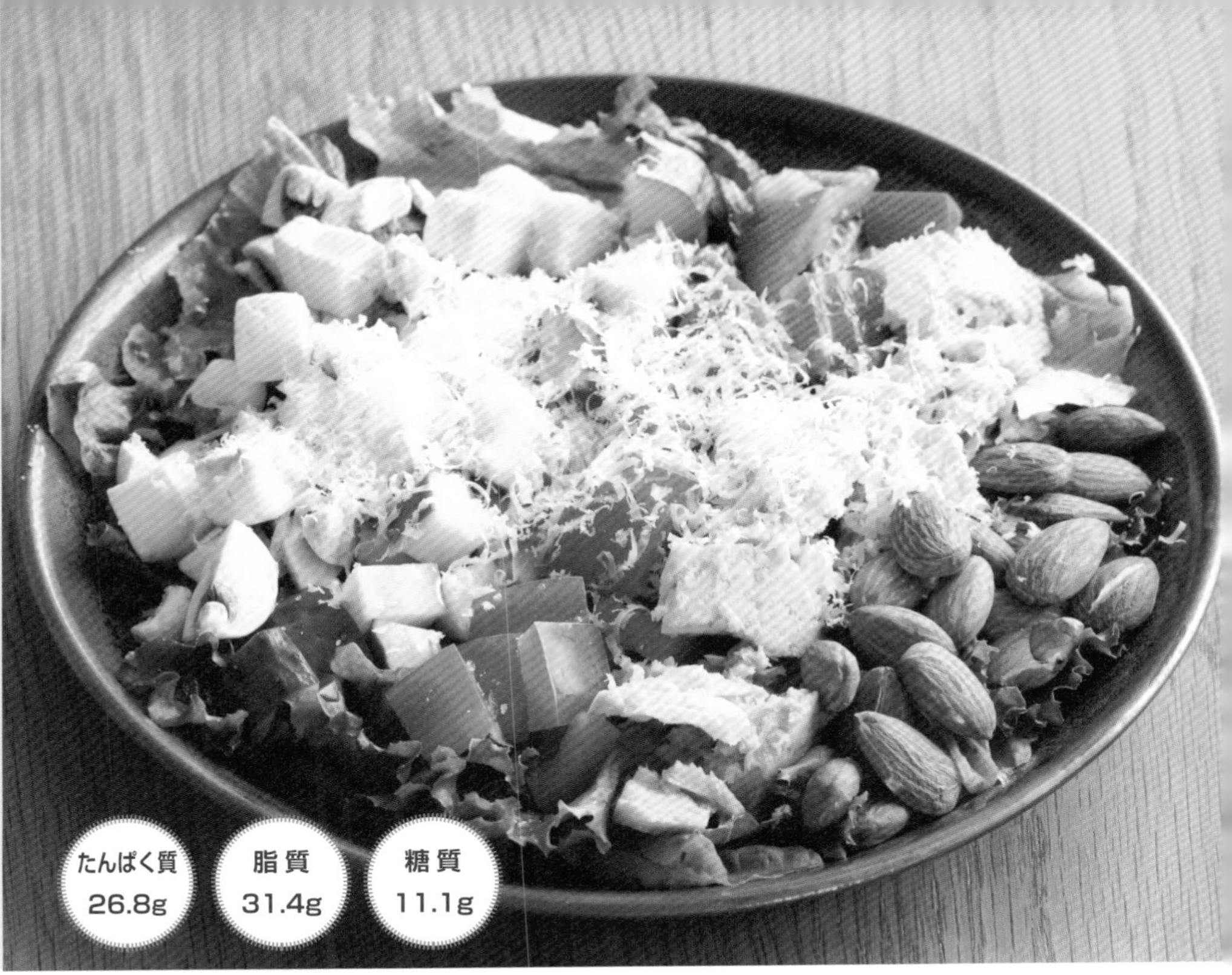
たんぱく質
26.8g
脂質
31.4g
糖質
11.1g

ナッツとチーズで洋風アレンジ。おつまみにもなる優れサラダ！

ツナとナッツとチーズのサラダ

材料　1人分

ツナ缶（70g）1缶
マッシュルーム　4個
パプリカ　1/3個
きゅうり　1/4本
サニーレタス　2枚
アーモンド　20粒
パルメザンチーズ　20g
（すりおろす）

ドレッシング（A）
すし酢　大さじ1/2
白バルサミコ酢　大さじ1/2
オリーブオイル　大さじ1
粗塩　ひとつまみ

作り方

1　野菜は同じ大きさの一口大に切る。
2　器にサニーレタスをのせて、その上に残りの野菜とツナ、アーモンドを縦に並べる。
3　（A）をまわしかけて、パルメザンチーズをかけたら出来上がり。

ポイント

ナッツは食物繊維とビタミンEがすごく豊富な優れた食材。パプリカのビタミンCとの相乗効果で、抗酸化力が増強。美肌と便通改善に効果大です。

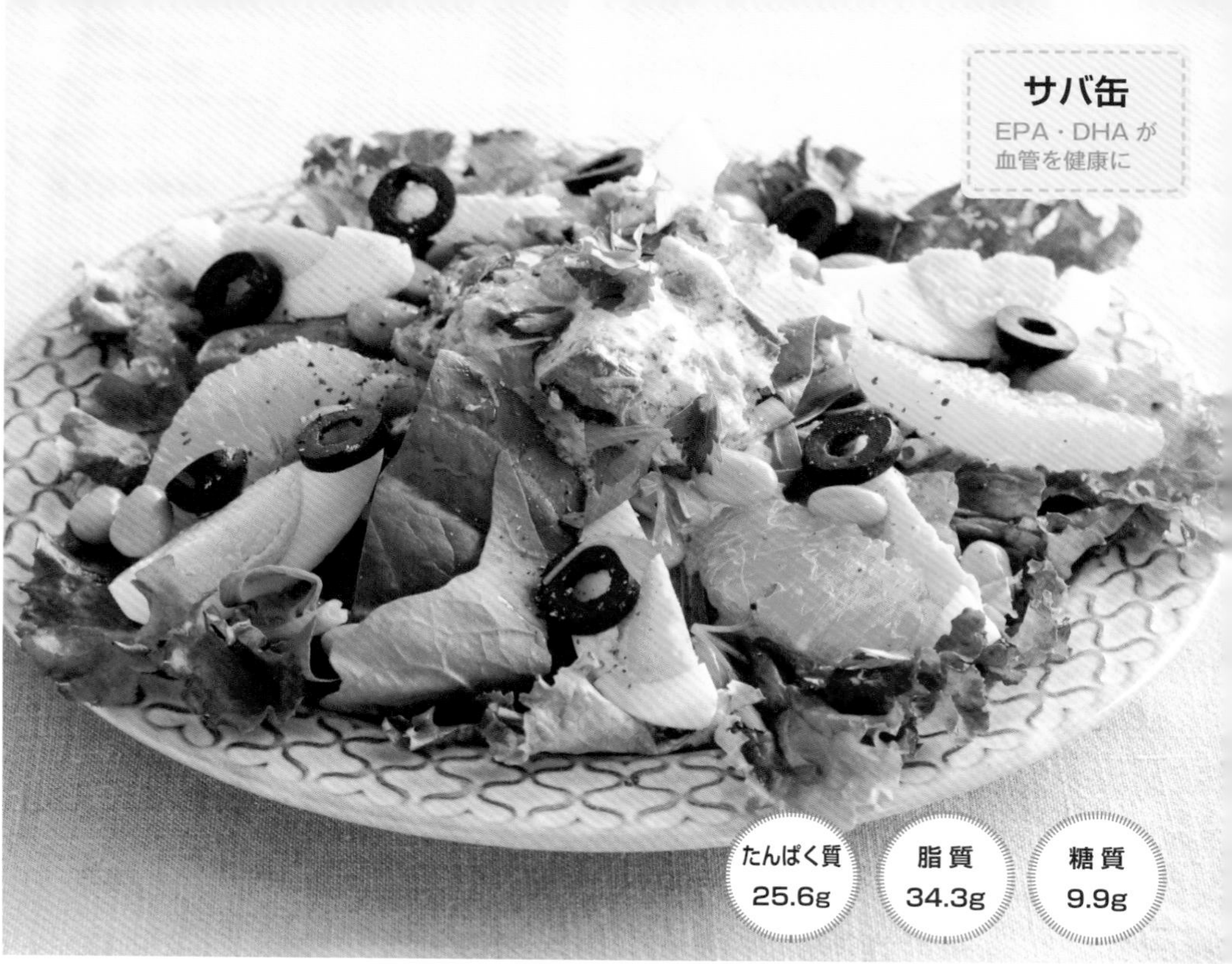
サバ缶
EPA・DHAが
血管を健康に
たんぱく質
25.6g
脂質
34.3g
糖質
9.9g

オレンジとサバ缶が、絶妙の味のバランス！　南仏気分もどうぞ。

サバとオレンジのニース風サラダ

材料　1人分

サバ缶（水煮/170g）　1/2個
サニーレタス　2枚
ほうれん草　1株
枝豆　30粒
オレンジ 1/4個
イタリアンパセリ　2房
黒オリーブ　3個
茹で卵　1個
こしょう　適宜

ドレッシング（A）
すし酢　大さじ1
オリーブオイル　大さじ1
マヨネーズ　小さじ2
粗塩　ひとつまみ
粒マスタード　小さじ1/2

作り方

1　サニーレタス・ほうれん草は一口大に切る。枝豆は茹でてさやから出し、オレンジは房から出しておく。パセリは粗切りにし、黒オリーブは輪切りにする。

2　器にサニーレタス・ほうれん草をのせ、サバをのせてこしょうをたっぷりふる。周りにオレンジ・黒オリーブ・半分に切った茹で卵・枝豆・イタリアンパセリを散らす。主にサバに（A）を回しかけ、出来上がり。

ポイント

青魚のサバは、EPA・DHAの含有量がトップクラス。そのサバをオレンジ・枝豆・オリーブのビタミンC・Eと合わせ、マヨネーズ味で食べる賢いメニューです。血流を改善し、肥満・老化予防になります。

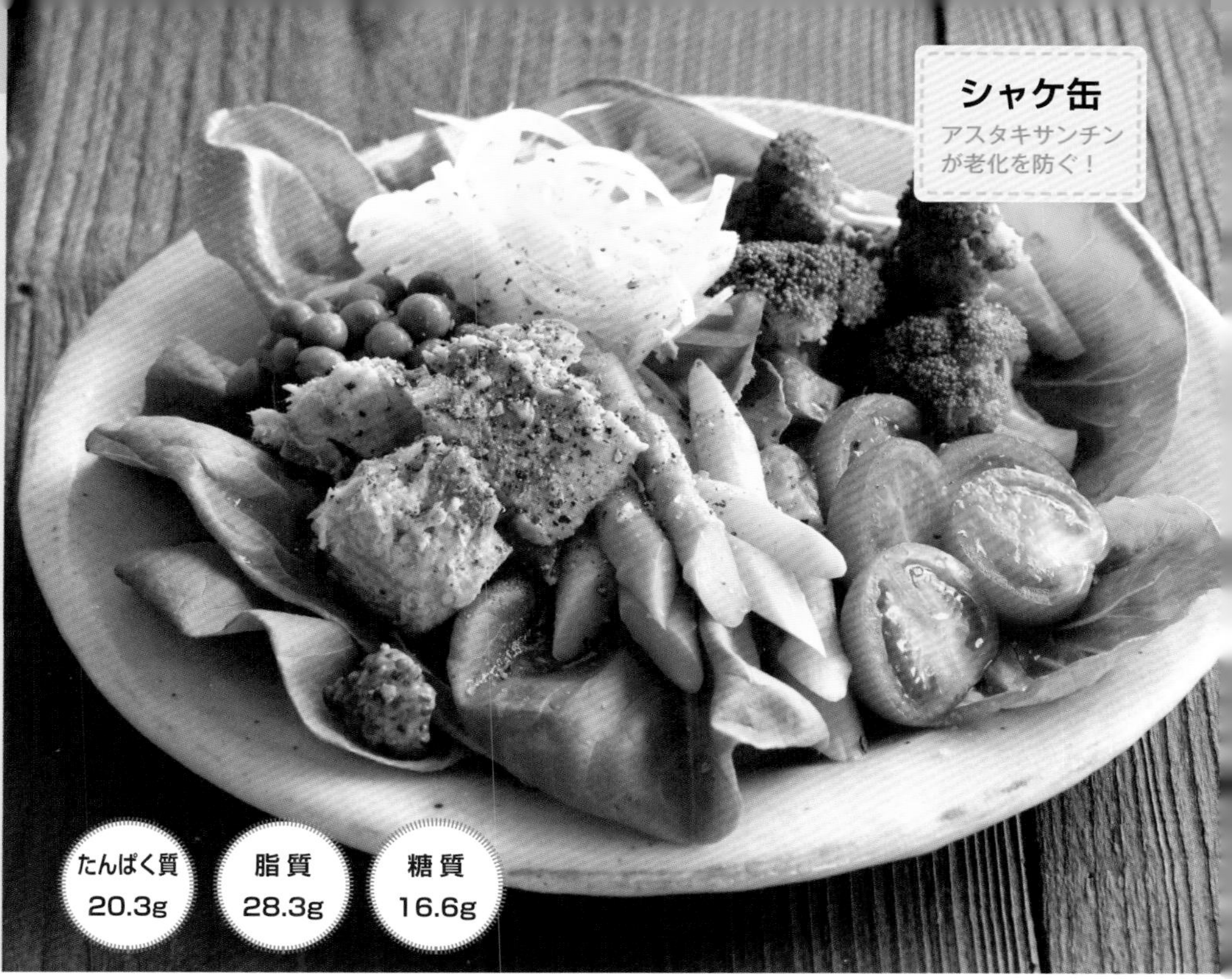
シャケ缶
アスタキサンチンが老化を防ぐ！
たんぱく質 20.3g
脂質 28.3g
糖質 16.6g

シャケとアスパラ・ブロッコリーの、緑黄色野菜たっぷりサラダ

シャケとアスパラガスのサラダ

材料 1人分

シャケ缶（水煮 /150g）1/2 個
アスパラガス　2 本
ブロッコリー　2 房
玉ねぎ　1/4 個
ミニトマト　3 個
サラダ菜　3 枚
グリーンピース　20 粒
黒こしょう　少々

ドレッシング（A）
すし酢　大さじ1
オリーブオイル 大さじ1
レモン汁　大さじ 1/2
マヨネーズ　大さじ1
粒マスタード　小さじ1
カレー粉　小さじ 1/4
粗塩　ひとつまみ

作り方

1. アスパラガスは茹でて斜め切り。ブロッコリーは茹でて一口大に切る。玉ねぎは薄切りにして水に 10 分さらす。ミニトマトは半分に、サラダ菜は一口大に切る。
2. 器にサラダ菜をのせ、その上にシャケと他の野菜を並べる。シャケに黒こしょうをかけ、(A) を回しかけ、出来上がり。

ポイント

シャケは、酸化しやすい EPA・DHA をアスタキサンチンの抗酸化力が守る健康食品。アスパラ・枝豆たちの豊富なビタミンとの合体で、動脈硬化を予防。

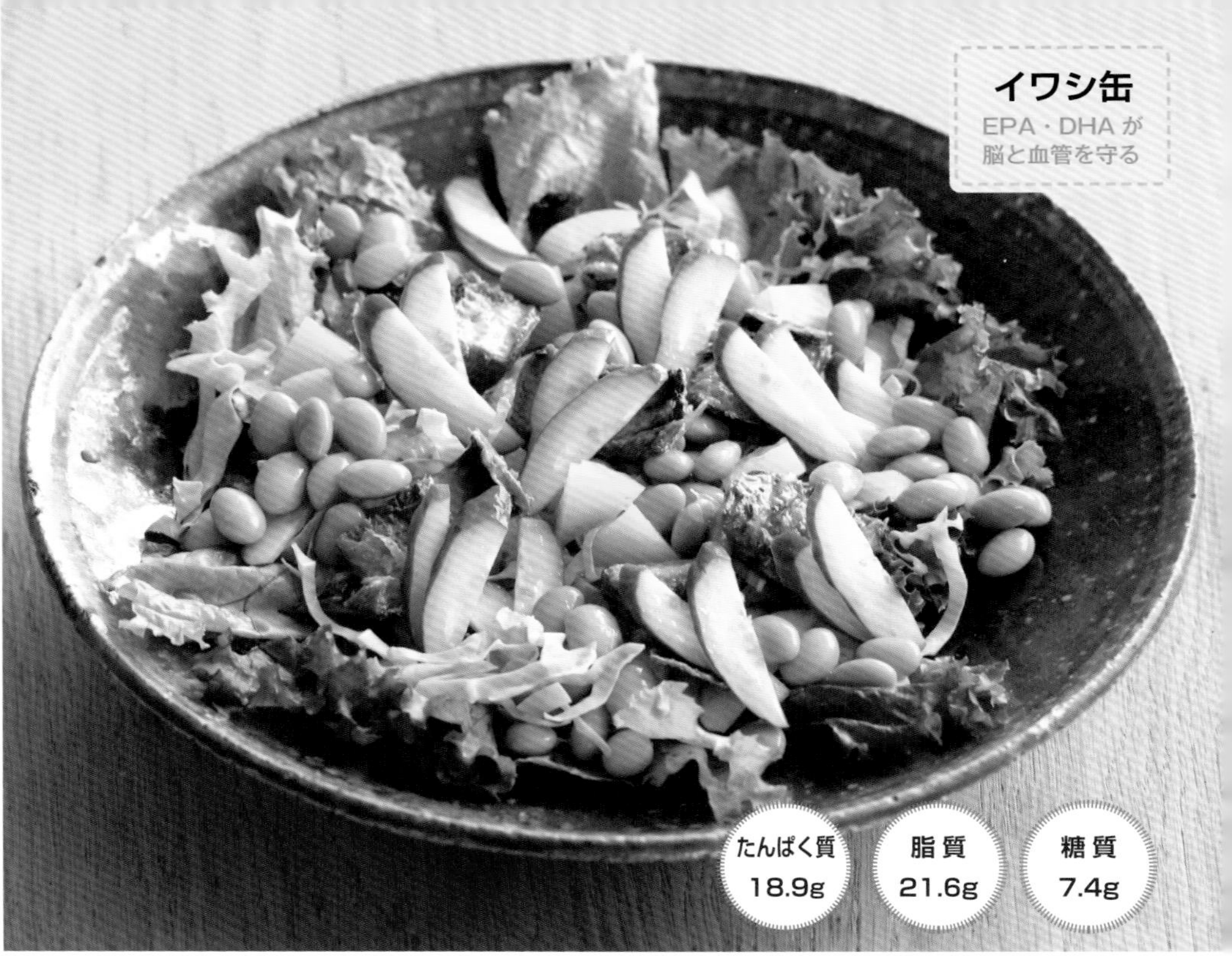
イワシ缶
EPA・DHAが
脳と血管を守る
たんぱく質
18.9g
脂質
21.6g
糖質
7.4g

イワシとたっぷりの枝豆を、ごま油風味で楽しむサラダ

イワシと枝豆のサラダ

材料 1人分

イワシ缶（水煮/140g）1/2個
きゅうり　1/3本
パプリカ　1/４個
サニーレタス ２枚
枝豆　40粒
こしょう　少々

ドレッシング（A）
すし酢　大さじ1/2
すだち汁　大さじ1/2
ごま油　大さじ1
クミンパウダー 小さじ1/3（あれば）
粗塩　ひとつまみ

作り方

1 きゅうりは縦に切ってななめ薄切りに、パプリカは角切りに、サニーレタスは一口大に切っておく。枝豆は茹でてさやから出しておく。

2 器にサニーレタスをのせ、イワシをのせ、こしょうを少々。周りにきゅうり・パプリカ・枝豆を散らす。（A）を回しかけて、ざっくり混ぜ、出来上がり。

ポイント

イワシは青魚で、EPA・DHAがトップクラス。枝豆はビタミン・ミネラル・食物繊維がたっぷり。動脈硬化・糖尿病の予防効果などが期待できます。

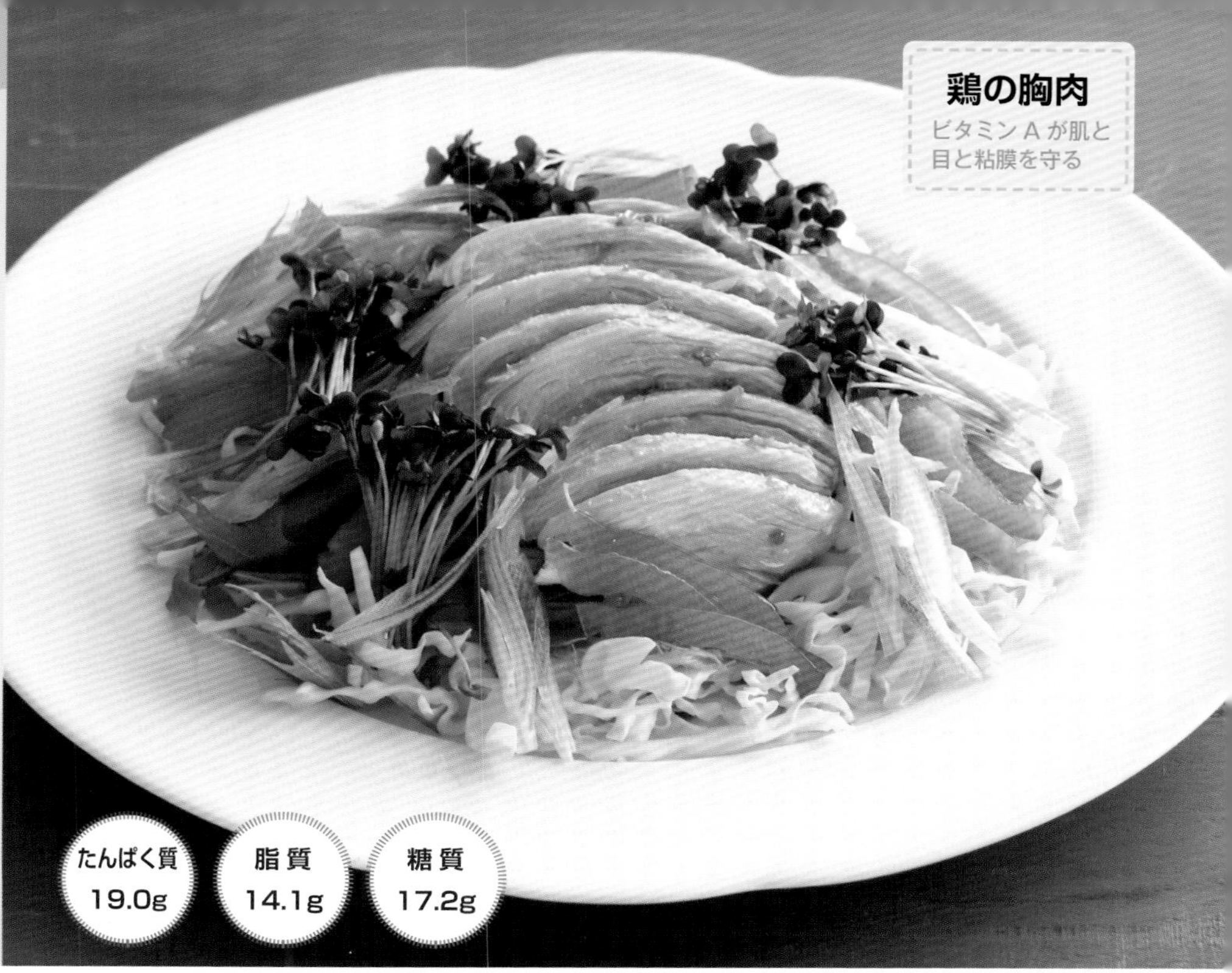
鶏の胸肉
ビタミンAが肌と
目と粘膜を守る
たんぱく質
19.0g
脂質
14.1g
糖質
17.2g

さっぱりした胸肉とキャベツを、スプラウトとわさびの辛さでいただく

鶏の胸肉とキャベツのピリ辛サラダ

材料 1人分

サラダチキン　70g
キャベツ　2枚
みょうが　1本
水菜　1/2株
パプリカ 1/3個
紫スプラウト 1/2パック

ドレッシング（A）
すし酢　大さじ1
ごま油　大さじ1
しょうゆ　小さじ1
わさび　小さじ1/2
粗塩　ひとつまみ

作り方

1 キャベツ・みょうが・パプリカは千切りにして、水菜は5cmの長さに切っておく。紫スプラウトは根を切る。
2 器にキャベツ・水菜をのせ、斜め薄切りにしたサラダチキンをのせ、みょうが・パプリカ・紫スプラウトを散らす。**(A)** を回しかけて、出来上がり。

ポイント

ビタミンAの多い鶏肉とビタミンCが豊富なキャベツ・パプリカのサラダ。強い抗酸化力で、目の健康·美肌·疲労回復・老化防止の効果が期待できます。

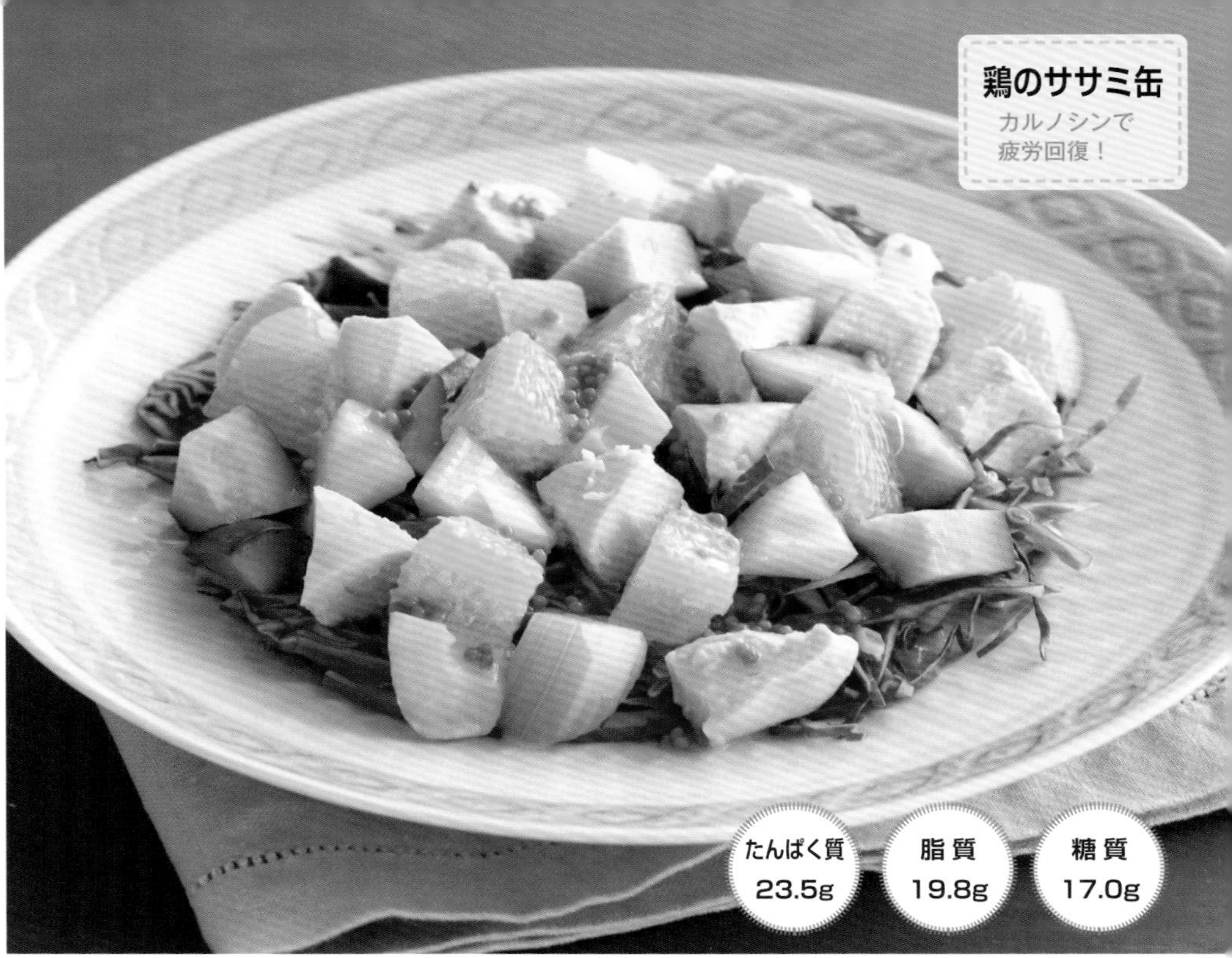
鶏のササミ缶
カルノシンで
疲労回復！
たんぱく質
23.5g
脂質
19.8g
糖質
17.0g

オレンジのフレッシュさで、ササミの美味しさがアップ！

鶏のササミとオレンジのサラダ

材料 1人分

鶏のササミ缶（70 g）1個
紫キャベツ　2枚
セロリ　1/2本
オレンジ　1/4個
きゅうり　1/4本

作り方

1 紫キャベツは千切り、セロリは乱切り、オレンジは房から出して半分に切る。きゅうりは一口大に。
2 器に紫キャベツをのせ、その上に一口大に切ったササミと他の野菜とオレンジをを散らすように並べる。（A）を回しかけたら、出来上がり。

ドレッシング（A）
すし酢　大さじ1
オリーブオイル 大さじ1
マヨネーズ　小さじ2
粒マスタード　小さじ1
粗塩　ひとつまみ

ポイント

紫キャベツとオレンジのビタミンCがササミのビタミンAと合わさり、皮膚や目の健康に効果。また、ササミのカルノシンは抗AGE力で老化予防に効果が期待できます。

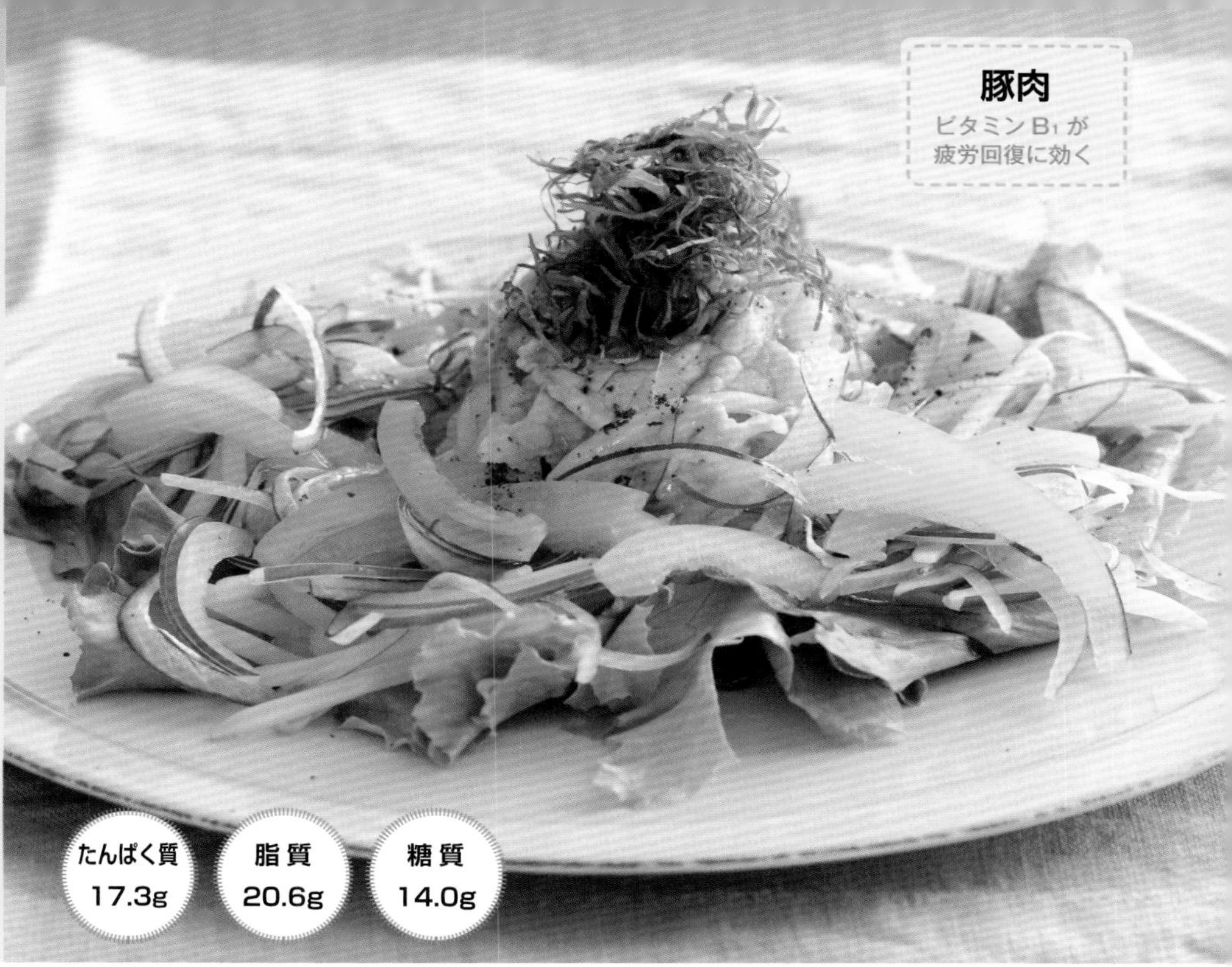
豚肉
ビタミンB_1が
疲労回復に効く
たんぱく質
17.3g
脂質
20.6g
糖質
14.0g

さっぱりめの茹で豚に、紫玉ねぎの辛みがよく合う健康サラダ

茹で豚と紫玉ねぎのサラダ

材料 1人分

しゃぶしゃぶ用豚肉　70g
もやし 1/4 袋
粗塩（豚肉・もやし用）小さじ 1/4
パプリカ 1/3 個
青じそ　2 枚
紫玉ねぎ　1/4 個
レタス　2 枚
黒七味（お好みで）適宜

ドレッシング（A）
すし酢　大さじ1
ごま油 大さじ1
しょうゆ　小さじ1
粗塩　ひとつまみ

作り方

1 豚肉ともやしは、湯に塩を少々入れて茹で、冷ましておく。パプリカ・青じそは千切りに、紫玉ねぎは薄切りにして水にさらす。レタスは一口大に切る。

2 器にレタスをのせ、その上にもやし・紫玉ねぎ・豚肉・パプリカをのせ、青じそを豚肉の上に。お好みで黒七味をかけ、（A）を回しかけたら、出来上がり。

ポイント

豚肉のビタミンB_1に、パプリカのビタミンC、紫玉ねぎの硫化アリル、お酢のクエン酸も加わり、疲労・だるさの回復に威力を発揮する元気サラダです。

卵
バランスのいい
ほぼ完全食品

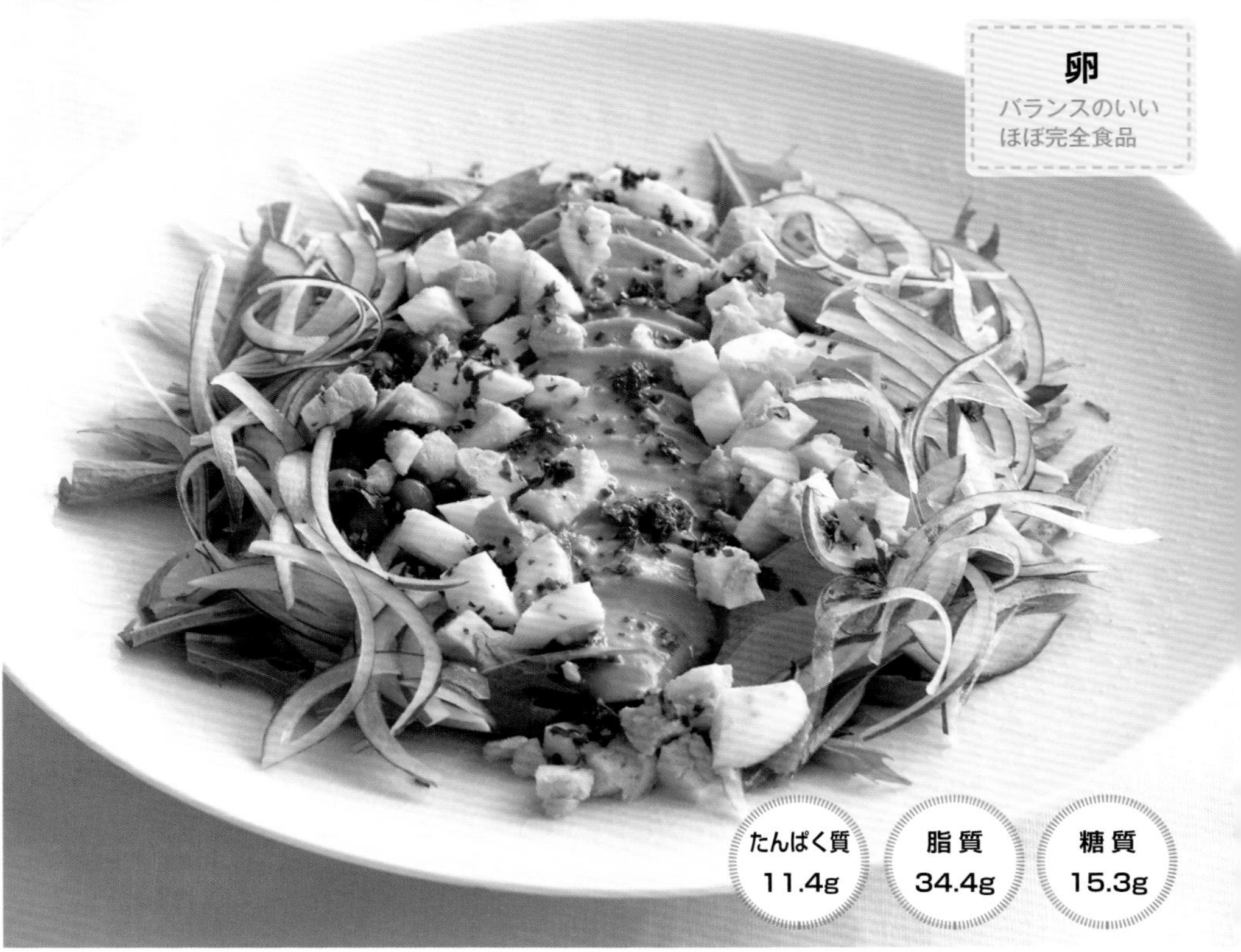

たんぱく質	脂質	糖質
11.4g	34.4g	15.3g

油がたっぷりのアボカドが主役の、とろとろサラダ

卵とアボカドのサラダ

材料　1人分

茹で卵　1個
アボカド 1/2個
レモン汁　小さじ1
紫玉ねぎ 1/4個
水菜　1/2株
にんじん　2cm
パセリ　2房
グリーンピース　20粒

ドレッシング（A）
すし酢　大さじ1
オリーブオイル　大さじ1
マヨネーズ　小さじ1
粒マスタード　小さじ1/2
粗塩　ひとつまみ

作り方

1　アボカドは薄切りにしてレモン汁をかけ、紫玉ねぎは薄切りにして水に10分さらす。水菜は5㎝の長さに切り、茹で卵は粗みじん切り、にんじんは半分に切ってから薄切りにし、パセリはみじん切り。

2　器に水菜をしいたら、その上にアボカド・にんじん・グリーンピース・卵・紫玉ねぎを縦に並べ、パセリを散らし、（A）を回しかけて、出来上がり。

ポイント

アボカドの脂質はオレイン酸。オリーブオイルとともに、動脈硬化を防ぐ。ビタミンEも多く、卵のビタミンAとの協力で、風邪予防にもなります。

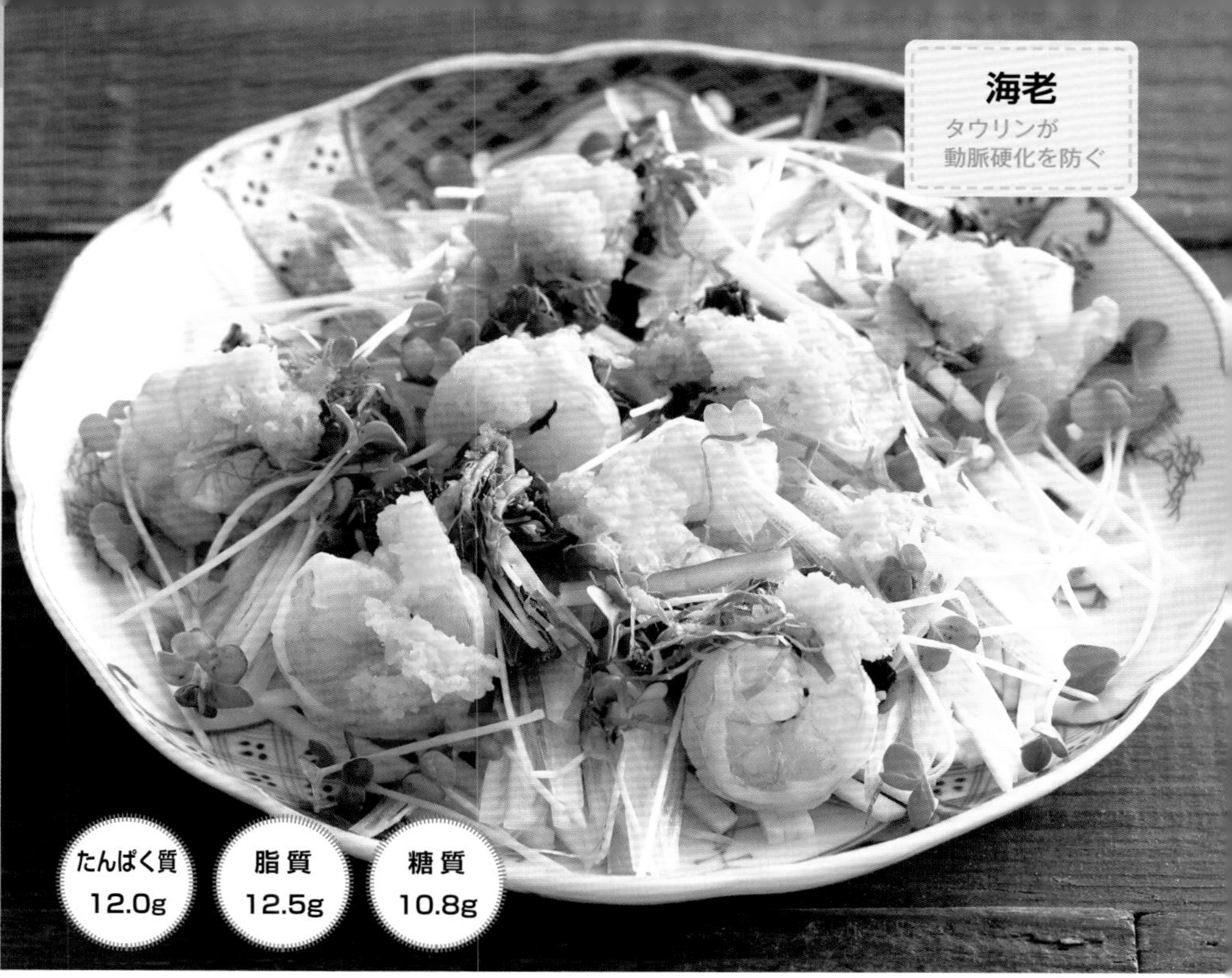
海老
タウリンが
動脈硬化を防ぐ
たんぱく質
12.0g
脂質
12.5g
糖質
10.8g

海老としょうが・みょうがの取り合わせが新鮮な、さっぱりサラダ

茹で海老とかいわれのサラダ

材料 1人分

茹で海老　50g
みょうが 2本
きゅうり　1/3本
かぶ　1個
モロヘイヤ　1株
かいわれ大根 1/2パック
青じそ　2枚
水菜　1/2株

ドレッシング（A）

すし酢　大さじ1
ごま油　大さじ1
しょうが（すりおろし）大さじ1
しょうゆ　小さじ1
粗塩　ひとつまみ

作り方

1. みょうが・きゅうりは千切り。かぶは皮をむき薄切りにしてから、千切り。モロヘイヤはさっと茹でて水を絞ってざく切り。かいわれは根を切り、青じそはみじん切り、水菜は5cmの長さに切る。
2. 器に水菜をのせ、その上に残りの野菜を並べて、海老を散らす。（A）を、海老を中心に回しかけ、出来上がり。

ポイント

海老の血流改善効果に加え、みょうがにも血行促進効果があり、相乗効果が。かいわれのイソチオシアネートはがん予防に効果あり。美味しく健康ゲット。

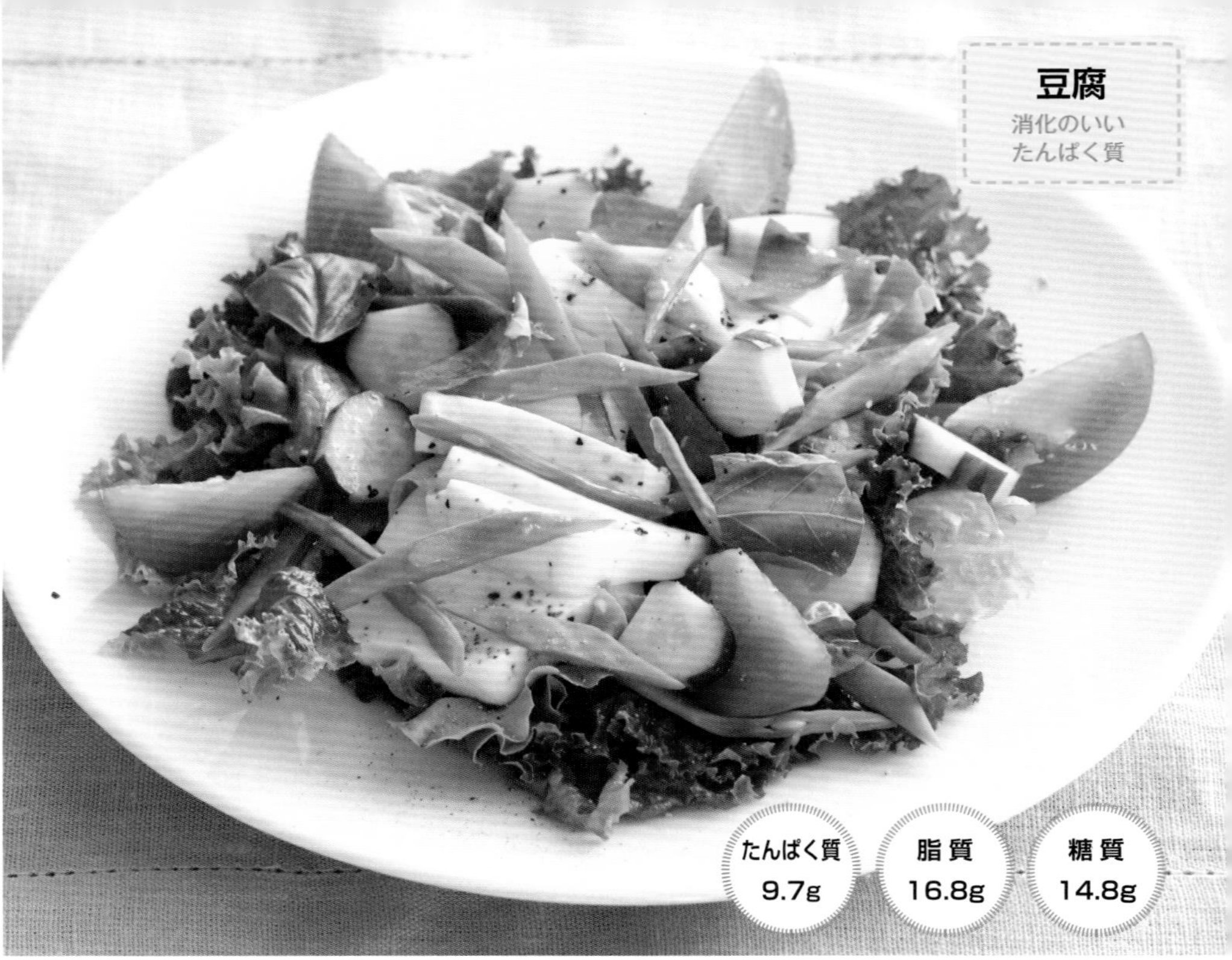
豆腐
消化のいい
たんぱく質
たんぱく質
9.7g
脂質
16.8g
糖質
14.8g

豆腐をモッツァレラチーズの代わりに使った、食べやすいサラダ

豆腐のモッツァレラ風サラダ

材料 1人分

豆腐（絹） 1/2個
トマト 1/2個
きゅうり 1/2本
サニーレタス 2枚
いんげん 4本
バジル 4枚

作り方

1 トマトはくし切り、きゅうりは輪切りにする。サニーレタスは一口大に、いんげんは茹でて斜めに切る。
2 器にサニーレタスをしき、真ん中に薄切りにした豆腐をのせ、その周りに残りの野菜をのせ、全体にバジルをちぎって散らす。（A）を回しかけたら、出来上がり。

ドレッシング（A）

すし酢 大さじ1
オリーブオイル 大さじ1
レモン汁 小さじ1
粗塩 ひとつまみ

ポイント

豆腐のイソフラボンは、更年期障害や骨粗しょう症に効果。そして、豆腐といんげんのマグネシウムは、便を柔らかくしてくれ、便秘の解消に役立ちます。

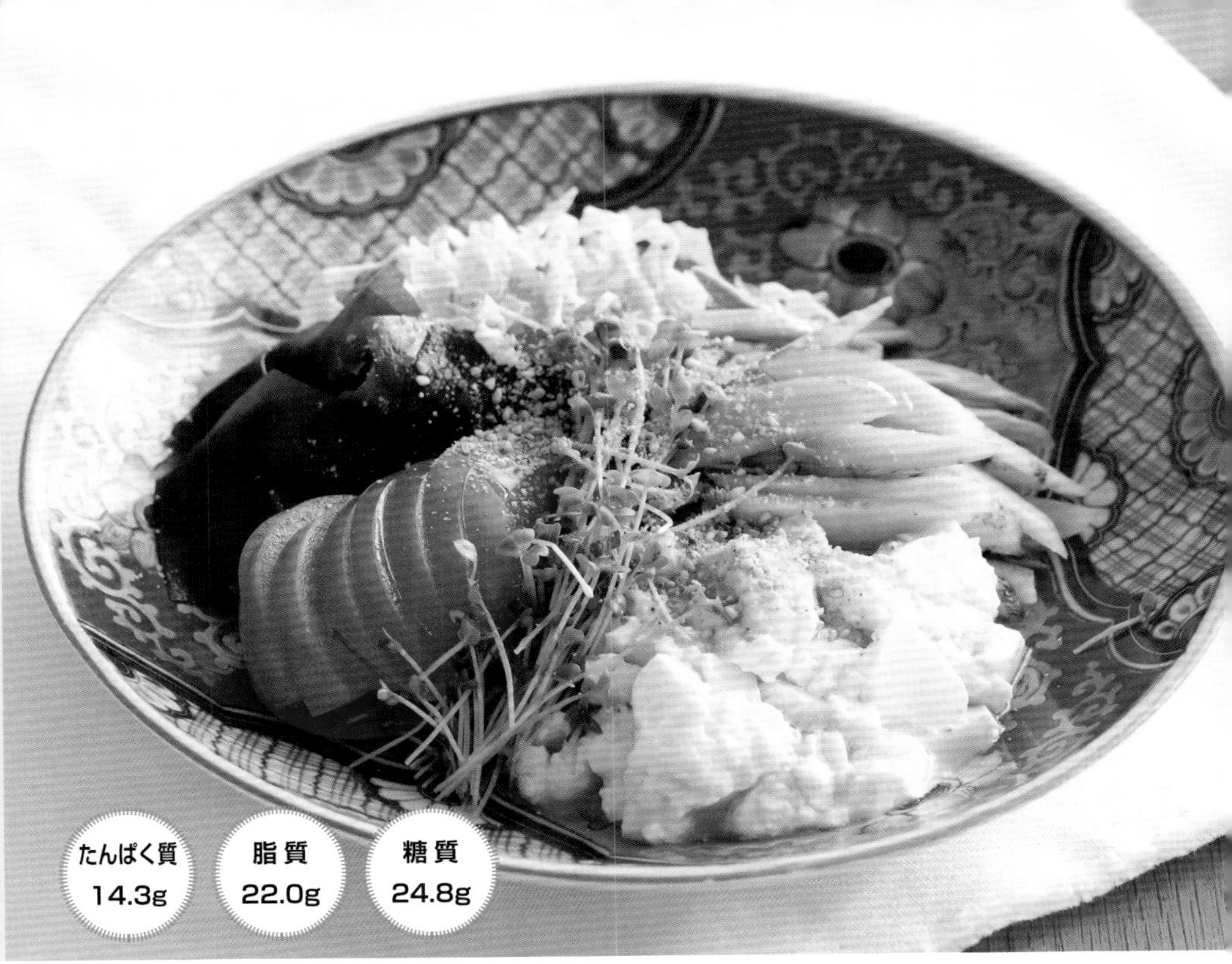
たんぱく質
14.3g
脂質
22.0g
糖質
24.8g

豆腐とわかめ、ごぼうとトマト、身近な食材が作る新しい冒険をお楽しみください!

豆腐とわかめのごまドレッシング

材料 1人分

豆腐(絹) 1/2丁
わかめ(もどしたもの)
1/4カップ
ごぼう 1/3本
いんげん 2本
キャベツ 2枚
トマト 1/2個
ブロッコリースプラウト
1/3パック
すりごま 大さじ1
すだち(あれば)少々

ドレッシング(A)
すし酢 大さじ1
ごま油 大さじ1
しょうゆ 小さじ1
粗塩 ひとつまみ

作り方

1 わかめは一口大に切っておく。ごぼうは皮をこそぎ、縦半分に切って斜め薄切りにしてからさっと茹でる。いんげんは一口大に切って茹でる。キャベツは千切り、トマトは薄切り、ブロッコリースプラウトは根を切る。

2 野菜と崩した豆腐を器にのせ、(A)を回しかけ、すりごまを散らして完成。すだちを絞りかけても美味しい。

ポイント

わかめ、ごぼう、いんげん、豆腐の食感の変化が楽しめ、同時に食物繊維がたっぷりのサラダ。便秘の解消効果はばっちり。カルシウムも摂れます。

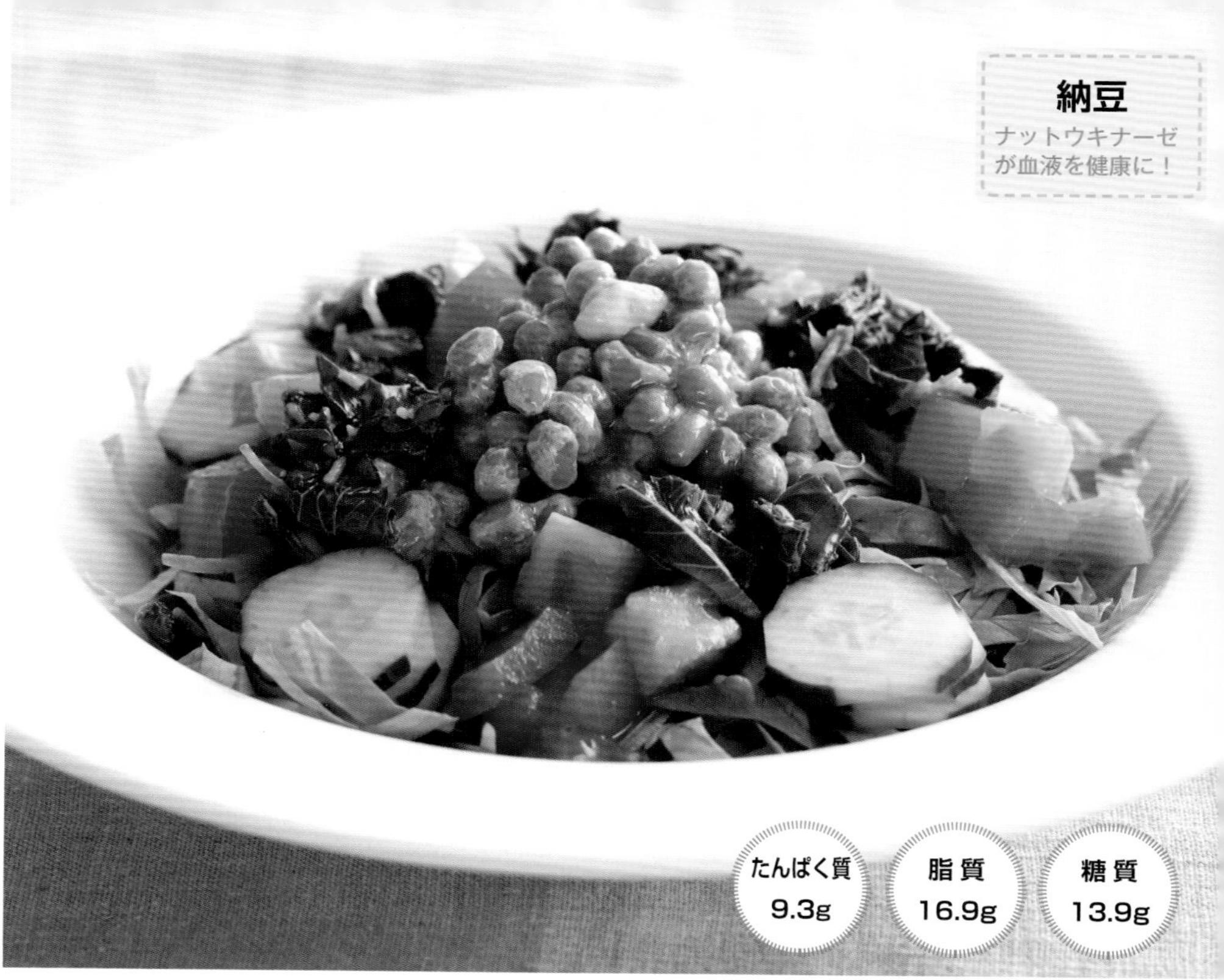

納豆

ナットウキナーゼ
が血液を健康に！

たんぱく質 9.3g

脂質 16.9g

糖質 13.9g

最強栄養コンビによる、超健康ねばねばサラダ

納豆とモロヘイヤのサラダ

材料 1人分

納豆　1パック
モロヘイヤ　1株
トマト　1/2個
レタス　2枚
きゅうり　1/4本
からし　小さじ1/4

ドレッシング（A）
すし酢　大さじ1
ごま油　大さじ1
納豆のたれ　1つ

作り方

1 モロヘイヤはさっと茹でて、水気を絞ってざく切り。トマトは角切り、レタスは千切りに、きゅうりは輪切りにする。

2 器にレタスをのせ、真ん中に納豆をのせ、その周りに、モロヘイヤ・トマト・きゅうりを散らす。（A）を回しかけ、からしを納豆にのせ、出来上がり。

ポイント

血栓を溶かすナットウキナーゼに加え、モロヘイヤのビタミンEにも血流の改善効果が。動脈硬化や高血圧には、最強のサラダ。さらに、便秘解消も。

Part
6

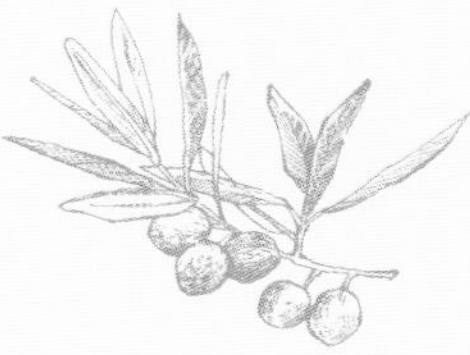

ごちそうたんぱく質で豪華アレンジ！

ごちそうたんぱく質とは、やや高価で立派な料理になるたんぱく質食品のこと。夕食や会食に使えるレシピです。後半は、四季のサラダと、エスニックな雰囲気の各国風アレンジを紹介。

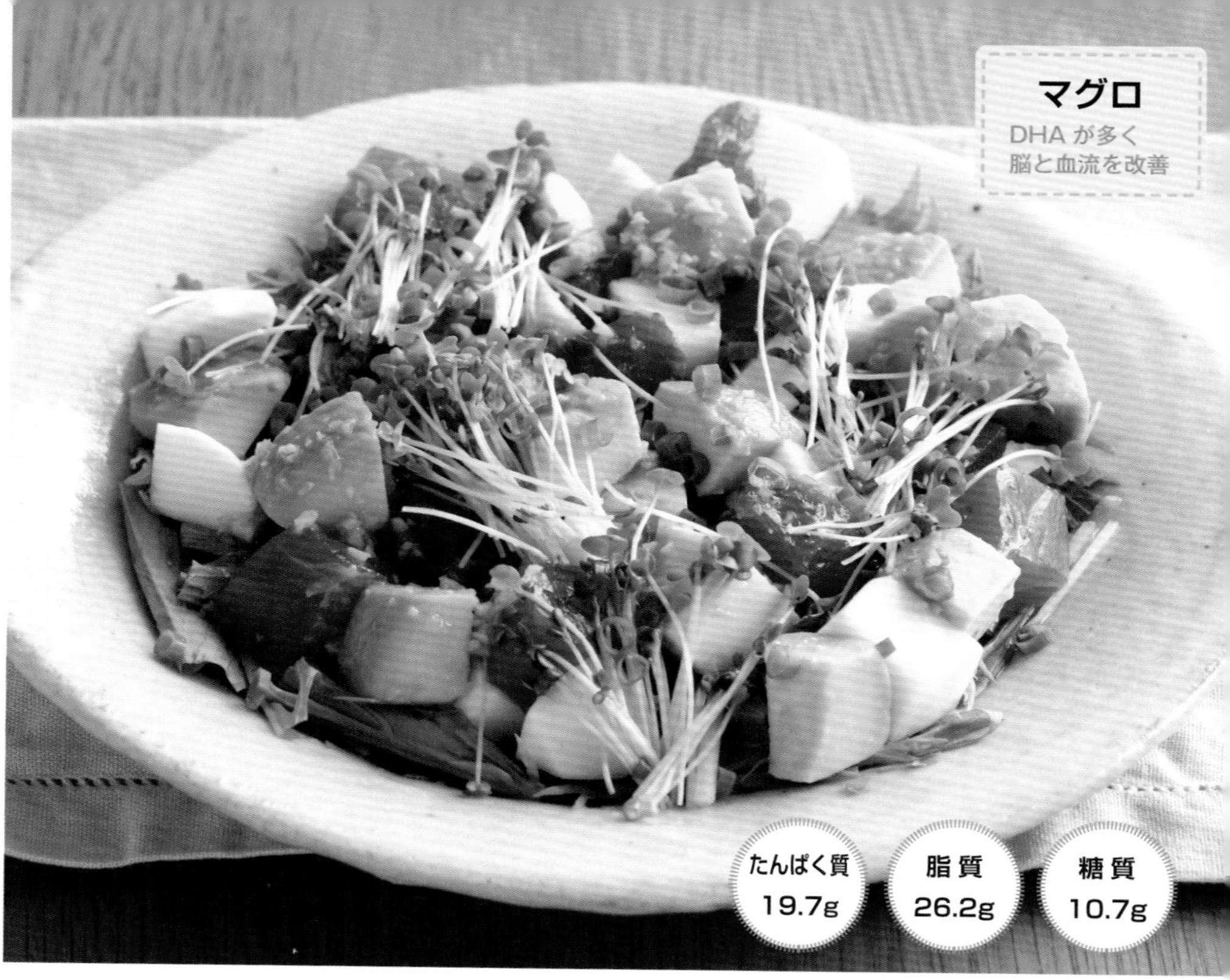
マグロ
DHA が多く
脳と血流を改善
たんぱく質
19.7g
脂質
26.2g
糖質
10.7g

脂ののったマグロ・アボカド！　さっぱりしたかぶ！　味の変化が楽しめます！

マグロとアボカドとかぶのサラダ

材料　1 人分

マグロ刺身　60g 程度
アボカド 1/2 個
かぶ　1/2 個
水菜 1/2 株
わけぎ　1 本
ブロッコリースプラウト 1/2 株
レモン汁　少々

ドレッシング（A）
すし酢　大さじ 1
ごま油　大さじ 1
しょうゆ　小さじ 1
粗塩　ひとつまみ
しょうが　みじん切り　大さじ1

作り方

1　マグロ・アボカド・皮をむいたかぶは、角切り。アボカドにはレモン汁をかけておく。水菜は 5 cm の長さに切り、わけぎは小口切り、ブロッコリースプラウトは根を切る。

2　器に水菜をのせ、その上にマグロ・アボカド・かぶを散らし、最後にブロッコリースプラウト、わけぎをのせる。（A）を回しかけたら出来上がり。

ポイント

マグロの EPA･DHA は血流の改善の他に、アレルギーを緩和させる効果も。またアボカドの豊富な水溶性食物繊維も腸内細菌を元気づけ、免疫を強化。この 2 つの相乗効果で、花粉症などを改善します。

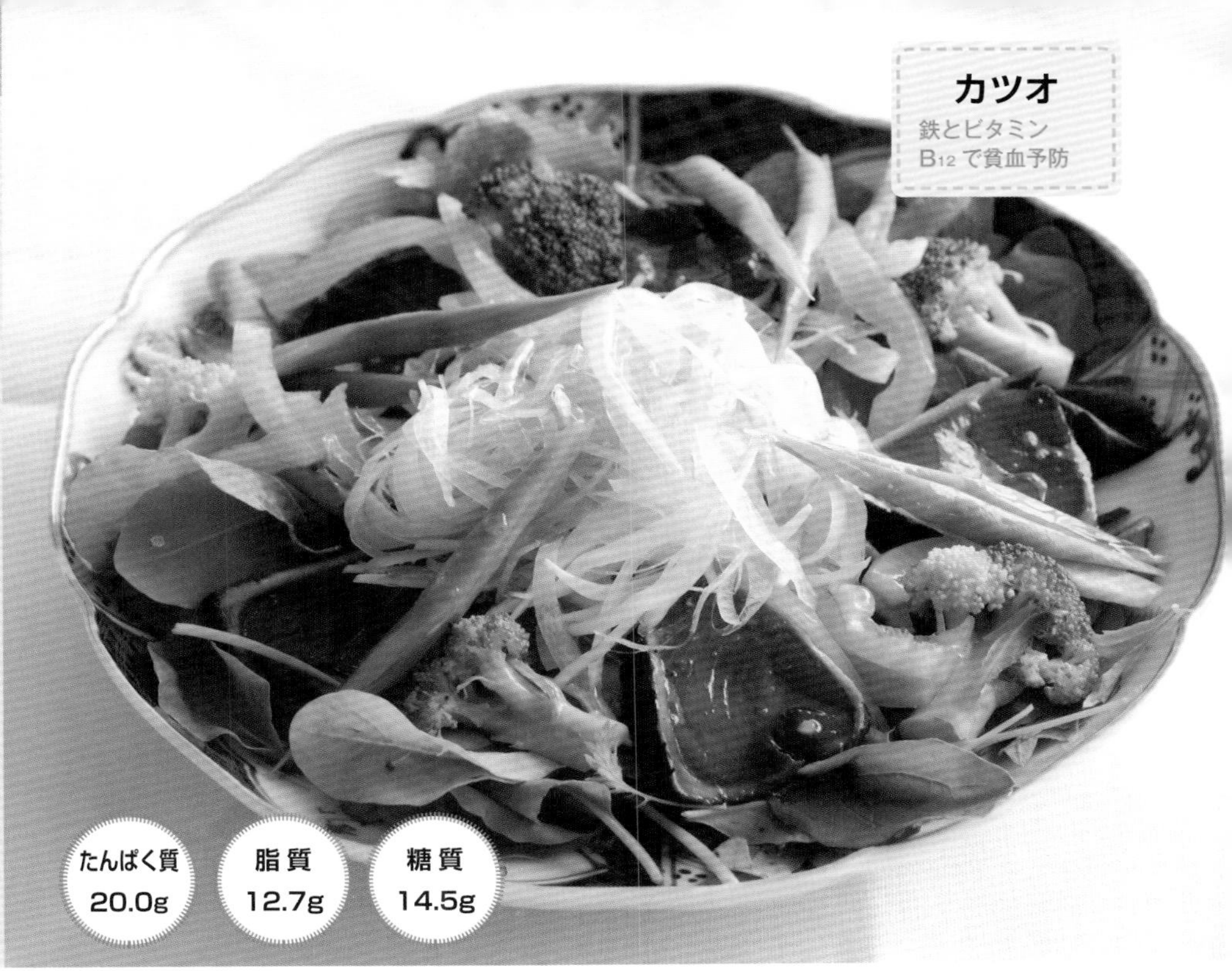

カツオ
鉄とビタミン
B_{12} で貧血予防

たんぱく質	脂質	糖質
20.0g	12.7g	14.5g

玉ねぎ・いんげん・ブロッコリーがカツオの味を引き立てます！

カツオのたたきと玉ねぎのサラダ

材料 1人分

カツオのたたき　60g 程度
玉ねぎ　1/4 個
いんげん　3 本
ブロッコリー　3 房
パプリカ 1/3 個
ベビーリーフ　1/2 パック

ドレッシング（A）
すし酢　大さじ 1
ごま油　大さじ 1
にんにく（すりおろし）小さじ 1/6
しょうゆ　小さじ 2

作り方

1 玉ねぎは薄切りにして水にさらす。いんげんは茹でて斜め切りに。ブロッコリーは茹でて一口大に切る。パプリカは薄切り、カツオも 7mm 程度の薄切りに。
2 器にベビーリーフをしき、その上にカツオのたたきをのせ、周りにいんげん・ブロッコリー・パプリカを散らし、最後に玉ねぎをのせる。（A）を回しかけて出来上がり。

ポイント

カツオの造血効果に加え、玉ねぎのケルセチンには血液をサラサラにする作用があり、貧血の改善力が強化。カツオのナイアシンには美肌効果もあります。

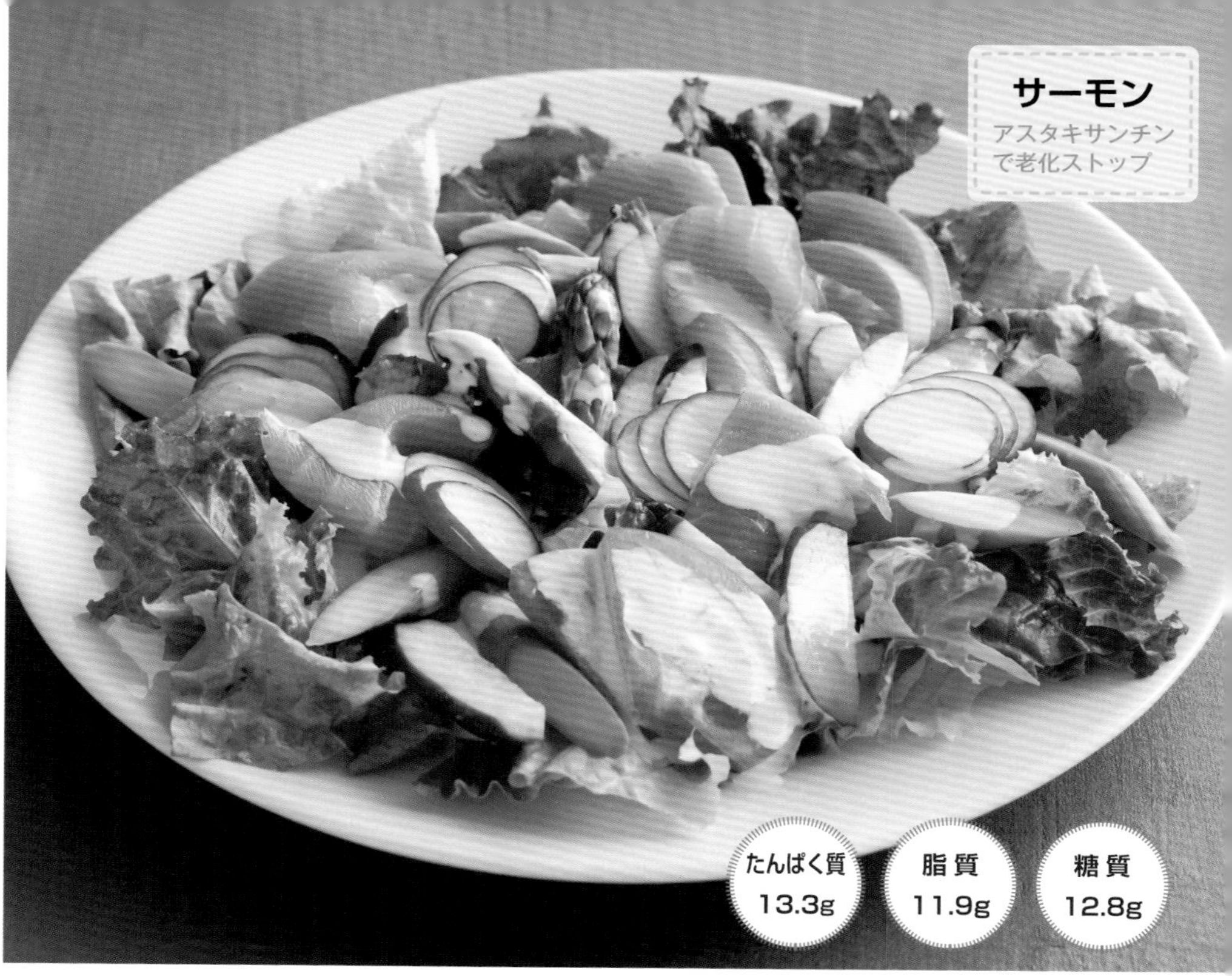
サーモン
アスタキサンチンで老化ストップ
たんぱく質
13.3g
脂質
11.9g
糖質
12.8g

サーモンとアスパラに、ラディッシュのさわやかさが加わった味わいサラダ

サーモンの刺身とアスパラガスのサラダ

材料 1人分

刺身用サーモン（薄切り）50g
アスパラガス　2本
きゅうり 1/3本
ラディッシュ　2個
トマト　1/2個
サニーレタス　2枚

ドレッシング（A）
すし酢　大さじ1
無糖ヨーグルト　大さじ1
マヨネーズ　小さじ1
カレー粉　小さじ 1/2
粗塩 ひとつまみ

作り方

1 アスパラガスは茹でて斜めに切っておく。きゅうりは半分に切って薄切りに、ラディッシュとトマトも薄切りにする。サニーレタスは一口大に切る。

2 器にサニーレタスをのせ、サーモンをのせる。周りにアスパラガス・きゅうり・ラディッシュ・トマトを散らす。（A）を回しかけたら、出来上がり。

ポイント

サーモンのアスタキサンチンは老化・動脈硬化を予防。サーモンのビタミンB類とアスパラのアスパラギン酸は疲労回復に効果的。若く元気になれます。

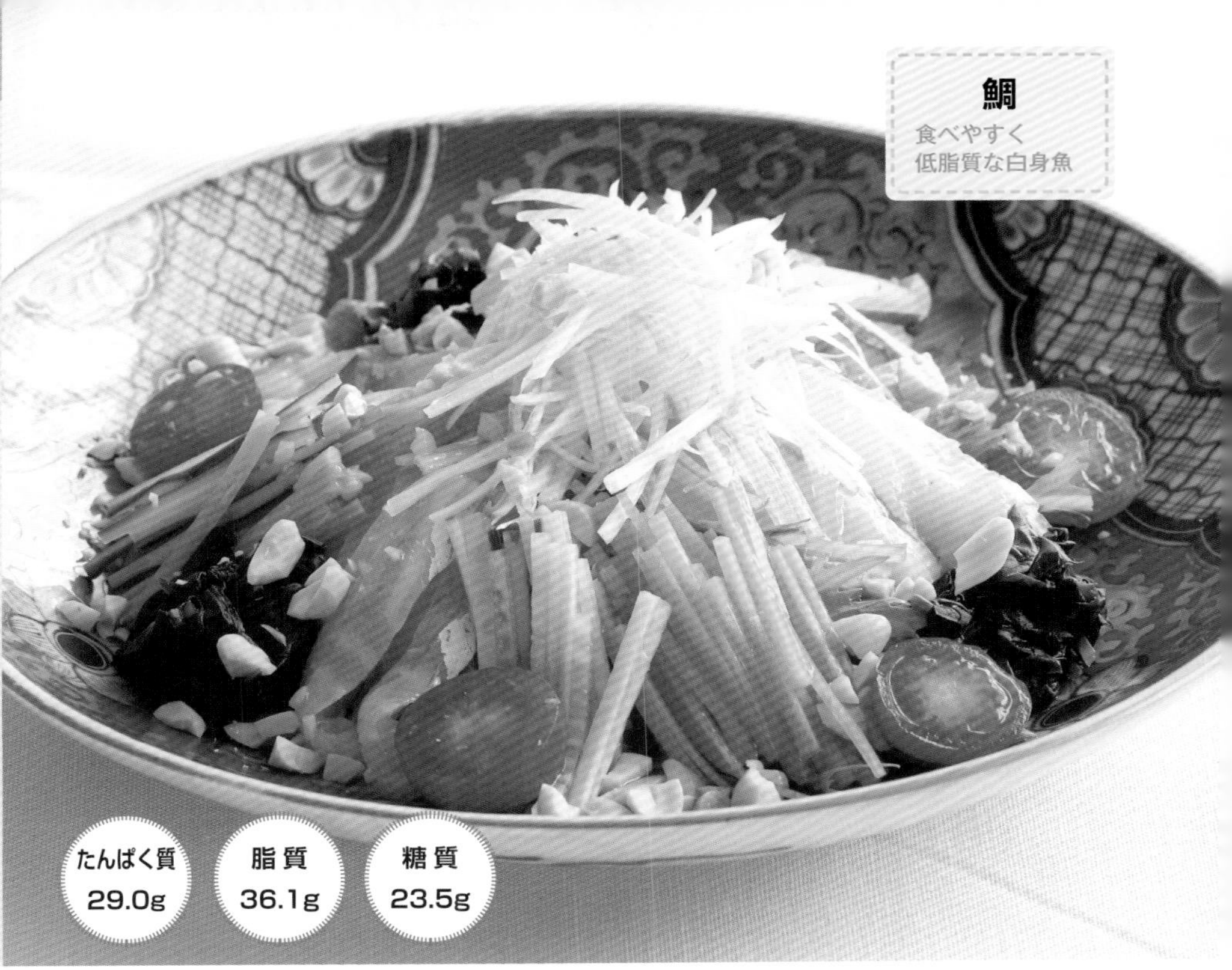

鯛
食べやすく
低脂質な白身魚

たんぱく質	脂質	糖質
29.0g	36.1g	23.5g

さっぱりした鯛に、金時草（きんじそう）・ピーナッツが味わいを添えます！

鯛の刺身と金時草のサラダ

材料 1人分

鯛の刺身　60g
金時草　1株（またはモロヘイヤ）
水菜　2株
ねぎ　8cm
きゅうり 1/3本
にんじん　3cm
ミニトマト　3個
ピーナッツ　20粒

ドレッシング（A）
すし酢　大さじ1
ごま油　大さじ1
しょうゆ　大さじ1
わさび　小さじ1

作り方

1. 金時草はさっと茹でて、5㎝に切り、水気を絞っておく。水菜は5cmの長さに、ねぎ・きゅうり・にんじんは千切り。ミニトマトは横半分に切る。鯛は削ぎ切りにして、ピーナッツは砕いておく。
2. 器に、ねぎ以外の野菜と鯛をこんもりと盛りつけ、その上にねぎをのせ、ピーナッツを散らす。(A) を回しかけたら、出来上がり。

ポイント

鯛はタウリン・ビタミンB_1が豊富で、血流改善・疲労回復に効果的。金時草は石川県特産の夏野菜で、強い抗酸化力のアントシアニンを含有。老化予防に役立つ。

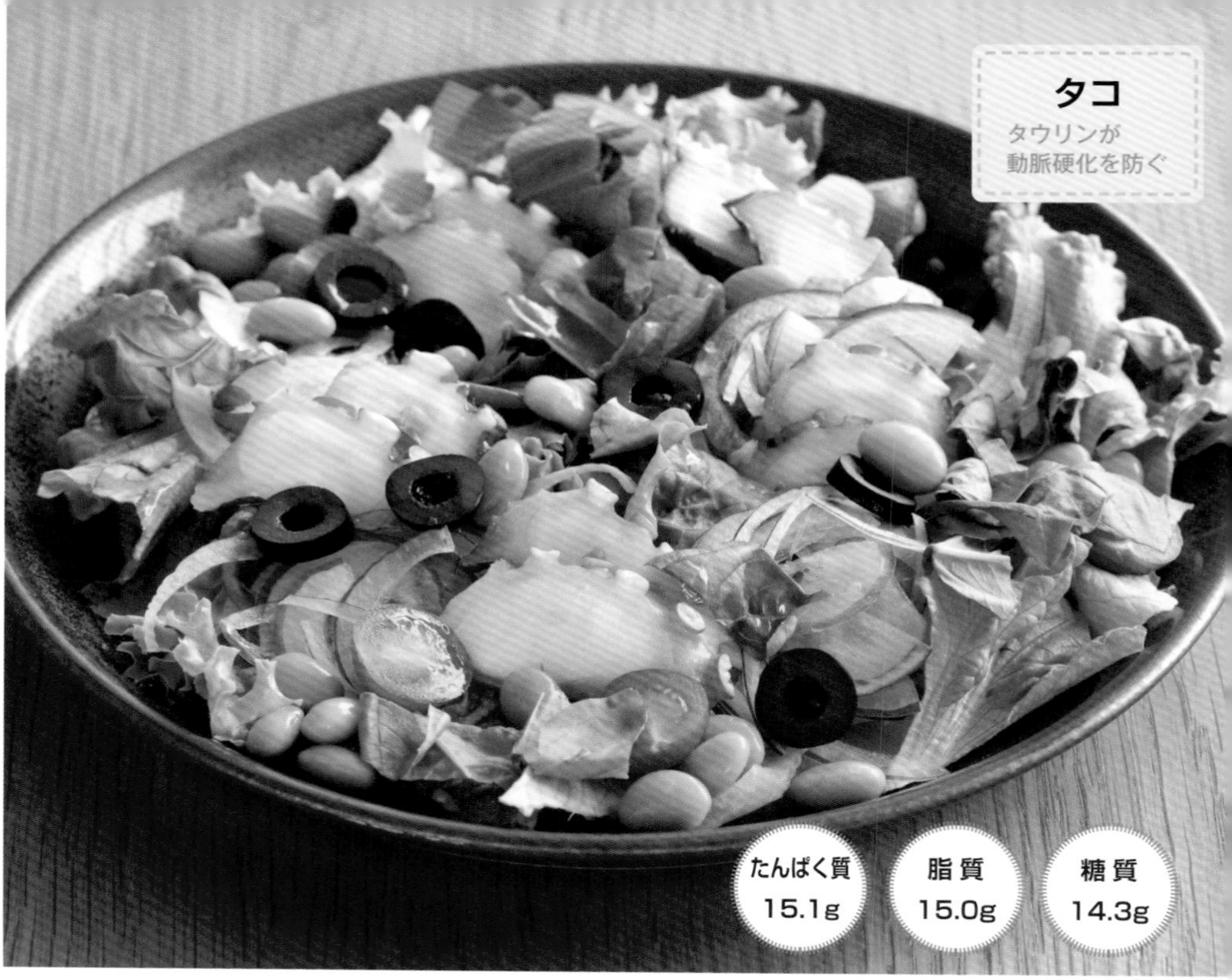
タコ
タウリンが
動脈硬化を防ぐ
たんぱく質
15.1g
脂質
15.0g
糖質
14.3g

バジルとオリーブの味わいで、タコ・枝豆・紫玉ねぎをいただくさっぱりサラダ

タコとたっぷりバジルのサラダ

材料 1人分

茹でタコ　50g
枝豆　30粒
紫玉ねぎ 1/4個
ミニトマト　3個
バジル　20枚ぐらい
黒オリーブ　3個
レタス　2枚

ドレッシング（A）
すし酢　大さじ1
オリーブオイル　大さじ1
しょうゆ　小さじ1
ゆずごしょう　小さじ1/2

作り方

1　枝豆は茹でて、さやから出しておく。紫玉ねぎは薄切りにして水にさらしておく。ミニトマトは半分に、バジルはざく切りに、黒オリーブは輪切り、レタスは一口大に切る。タコは薄切りにする。
2　器にレタスをのせ、その上にタコ・バジル・ミニトマト・紫玉ねぎをのせ、枝豆・黒オリーブを散らす。（A）を回しかけたら、出来上がり。

ポイント

タコのタウリンは悪玉コレステロールを減らし、亜鉛は精力増強に効果。バジルはビタミンKが豊富で、骨粗しょう症の予防に。枝豆・トマト・紫玉ねぎ・オリーブもビタミン豊富。

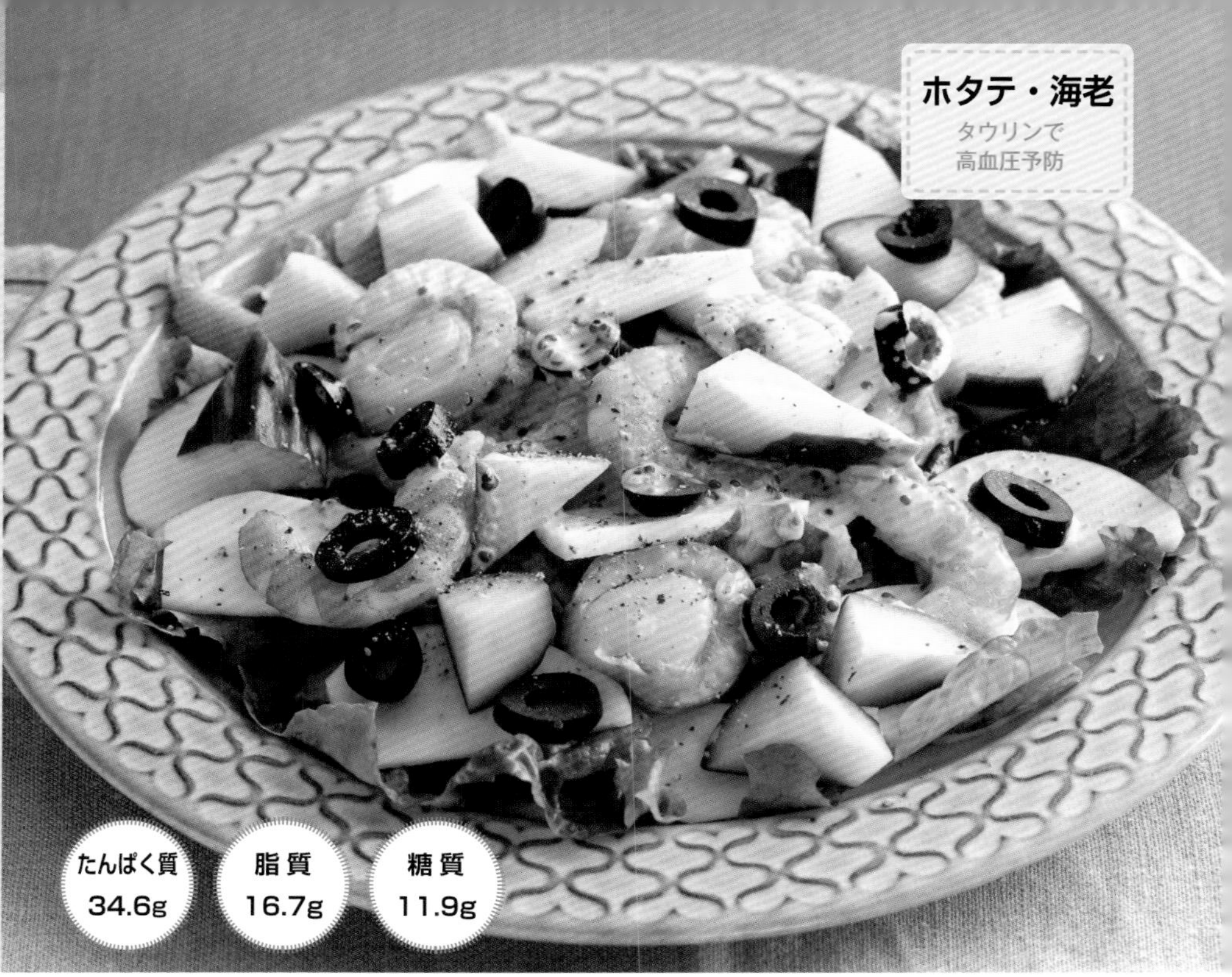
ホタテ・海老
タウリンで
高血圧予防
たんぱく質
34.6g
脂質
16.7g
糖質
11.9g

きゅうりとかぶの歯ごたえで食べる、海の幸たっぷりサラダ

ミックスシーフードときゅうり・かぶのサラダ

材料 1人分

冷凍シーフード（海老・ホタテなど）1カップ分
かぶ　1個
きゅうり 1/2本
黒オリーブ　3個
サニーレタス 2枚

ドレッシング（A）
すし酢　　大さじ1
マヨネーズ　大さじ1
オリーブオイル　小さじ1
粒マスタード　小さじ1

作り方

1　冷凍のミックスシーフードはさっと塩茹でして、水を切っておく。かぶは皮をむいて縦に切ってから薄切り、きゅうりは乱切り、オリーブは輪切り、サニーレタスは一口大に切っておく。

2　器にサニーレタスをのせ、その上にシーフードと残りの野菜をのせ、黒オリーブを散らす。（A）を回しかけたら出来上がり。

ポイント

ホタテ・海老のタウリンは動脈硬化を防ぎ、鉄やビタミン B_{12} は貧血予防に。オリーブのビタミンEは血をサラサラに。この一皿で血管・血液が健康に。

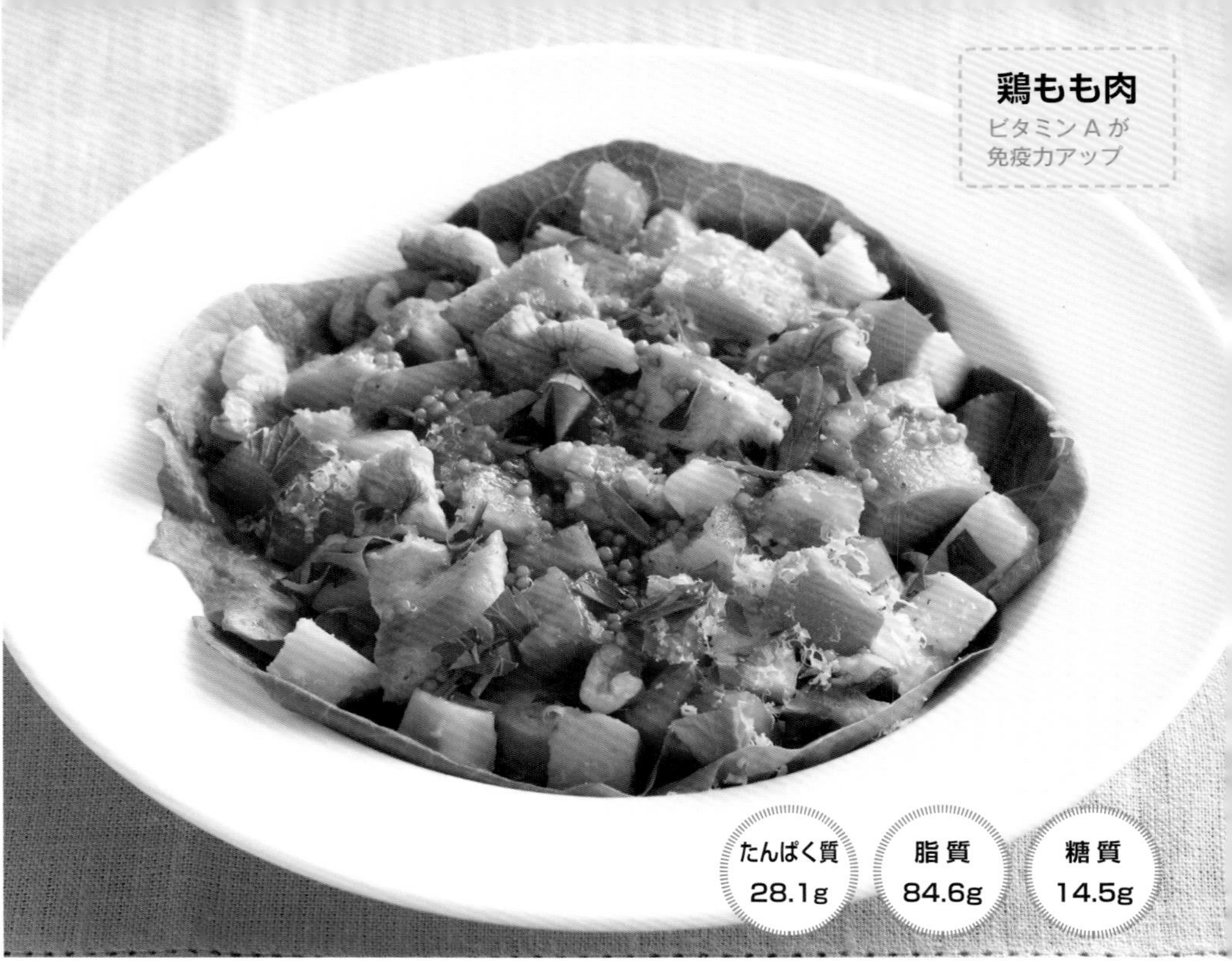
鶏もも肉
ビタミンAが
免疫力アップ
たんぱく質
28.1g
脂質
84.6g
糖質
14.5g

カリッと焼いた鶏肉とアボカドに、くるみとパセリが色を添えるイタリアンな一品

カリカリ鶏肉とアボカドのサラダ

材料　1人分

鶏もも肉　80g
粗塩（鶏肉用）小さじ1/2
オリーブオイル（鶏肉用）小さじ1
アボカド 1/2個
レモン汁　小さじ1
トマト　1/2個
ロメインレタス　2枚
くるみ　10個
イタリアンパセリ 少々
パルメザンチーズ　大さじ1
（すりおろすか、角切り）

ドレッシング（A）
すし酢　大さじ1
オリーブオイル　大さじ1
粒マスタード　小さじ1
粗塩　ひとつまみ

作り方

1　鶏肉には塩をして、オリーブオイルをしいたフライパンで、皮面を弱火で10分、裏返して3分焼く。冷めたら角切りに。アボカドとトマトも角切り。アボカドにはレモン汁を絞っておく。ロメインレタスは一口大に切り、パセリはちぎっておく。

2　器にロメインレタスをのせ、その上に他の野菜・アボカド・くるみ・鶏肉をのせ、パルメザンチーズとパセリをかける。（A）を回しかけたら出来上がり。

ポイント

鶏肉はビタミンAが豊富で、トマトリコピンの抗酸化力と合わせ、免疫力アップ。鶏肉のカルノシンの疲労回復効果も、アボカドのビタミンB類・Eにより強化。

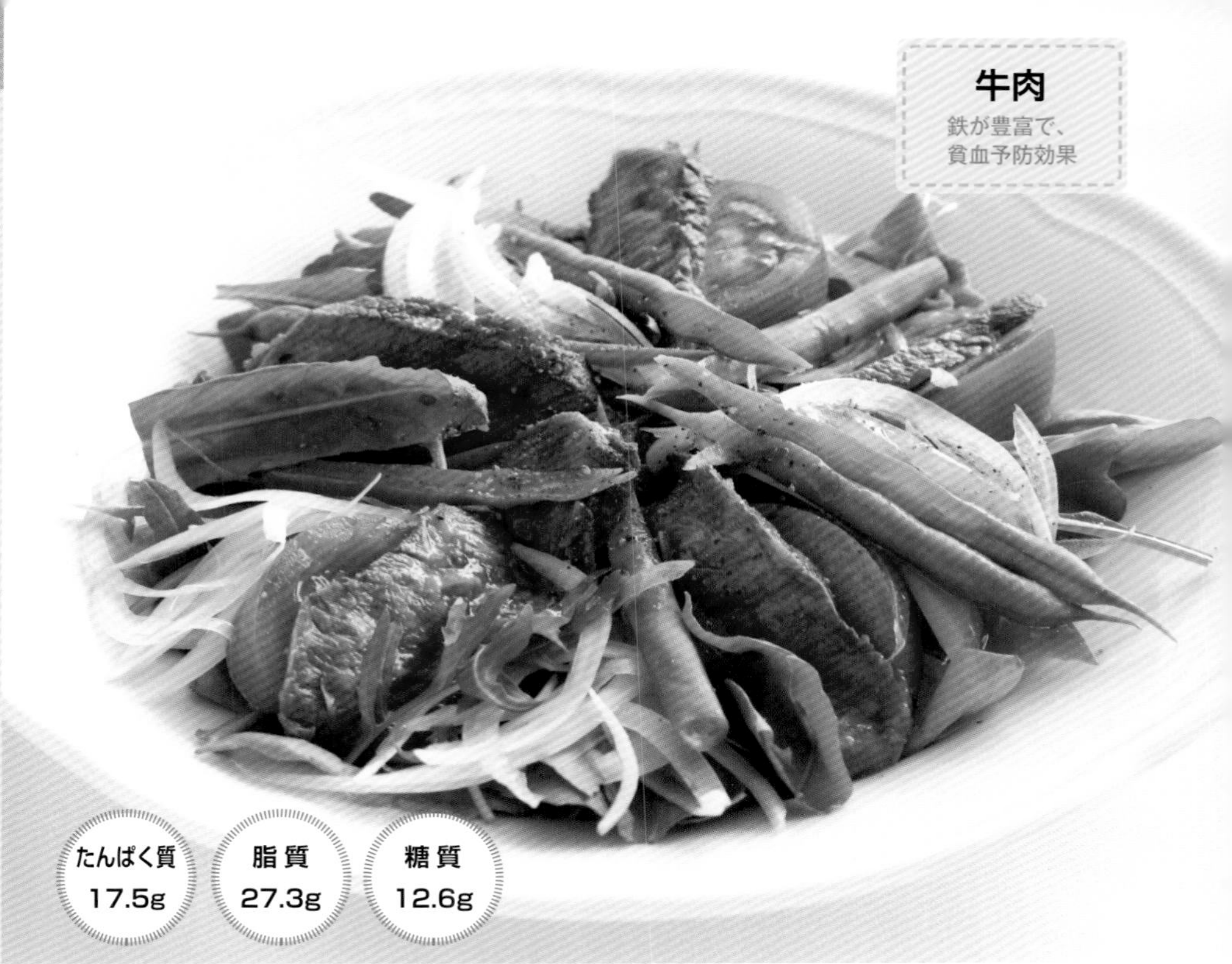
牛肉
鉄が豊富で、
貧血予防効果
たんぱく質
17.5g
脂質
27.3g
糖質
12.6g

脂ののったステーキをトマト・いんげん・玉ねぎと合わせる迫力サラダ

牛肉ステーキとトマトのサラダ

材料 1人分

牛肉ステーキ用　80g
粗塩（牛肉用）小さじ1/4
オリーブオイル（牛肉用）
小さじ1
いんげん　3本
玉ねぎ 1/4個
トマト 1/4個
ルッコラ　1/4パック
サラダ菜　5枚

ドレッシング（A）
すし酢　大さじ1
オリーブオイル　大さじ1
粗塩　ひとつまみ

作り方

1 牛肉には塩をして、熱々に熱したフライパンにオリーブオイルをしき、両面がこんがりするまで1分ずつ焼く。次にホイルにくるみ、余熱で火を通す。
2 いんげんは茹でて斜め切り、玉ねぎは薄切りにして水にさらす。トマトはくし切り、ルッコラ・サラダ菜はざく切り。
3 器にサラダ菜・ルッコラをのせ、斜めそぎ切りにしたステーキを並べる。周りに他の野菜をのせる。（A）を回しかけ、ざっくり混ぜたら出来上がり。

ポイント

牛肉とトマトは、牛肉の鉄の吸収をトマトのビタミンCが助ける名コンビ。貧血予防と同時に肌荒れ対策に。いんげんのβカロテンも皮膚の健康に効果的。

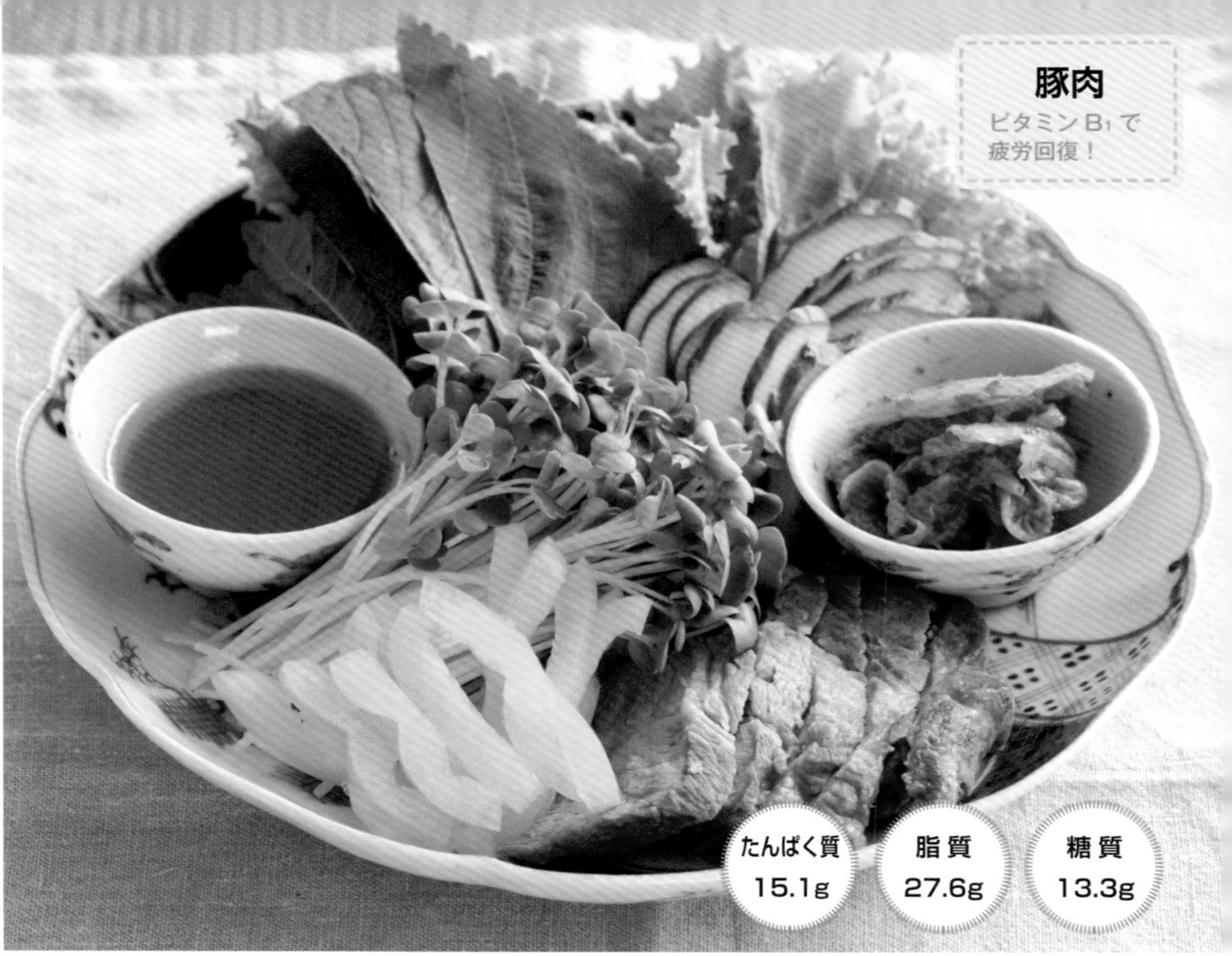
豚肉
ビタミンB_1で
疲労回復！
たんぱく質
15.1g
脂質
27.6g
糖質
13.3g

焼いた豚肉と色々な野菜を、レタスに巻いて食べるお楽しみサラダ

豚肉と野菜６種の手巻きサラダ

材料　１人分

豚肩ロース肉　70g
塩（豚用）　小さじ１/３
オリーブオイル（豚用）小さじ１
きゅうり　1/３本
パプリカ 1/３個
えごまの葉（または青じそ）３枚
かいわれ大根 1/2 パック
キムチ　30g
レタス　２枚

ドレッシング（A）
コチュジャン　小さじ 1/2
すし酢　大さじ１
ごま油　大さじ１

作り方

1. 豚肉には塩をして、弱火に熱したフライパンにオリーブオイルを入れて、肉を入れる。蓋をして表３分、裏３分焼く。冷めたら斜めそぎ切りにする。
2. きゅうりは半分に切って斜め薄切り、パプリカは千切り、えごまの葉とレタスは半分に、かいわれは根を切る。
3. 器に豚肉と野菜をのせる。ドレッシング（A）とキムチは、小さな器に入れておく。
4. レタスに肉と野菜をのせ、（A）をつけ巻いていただく。

ポイント

豚肉のビタミンB_1で疲労回復。パプリカとかいわれは、ビタミンＣの宝庫で美肌効果。えごまはオメガ３脂肪酸を持ち血管の健康に役立ちます。

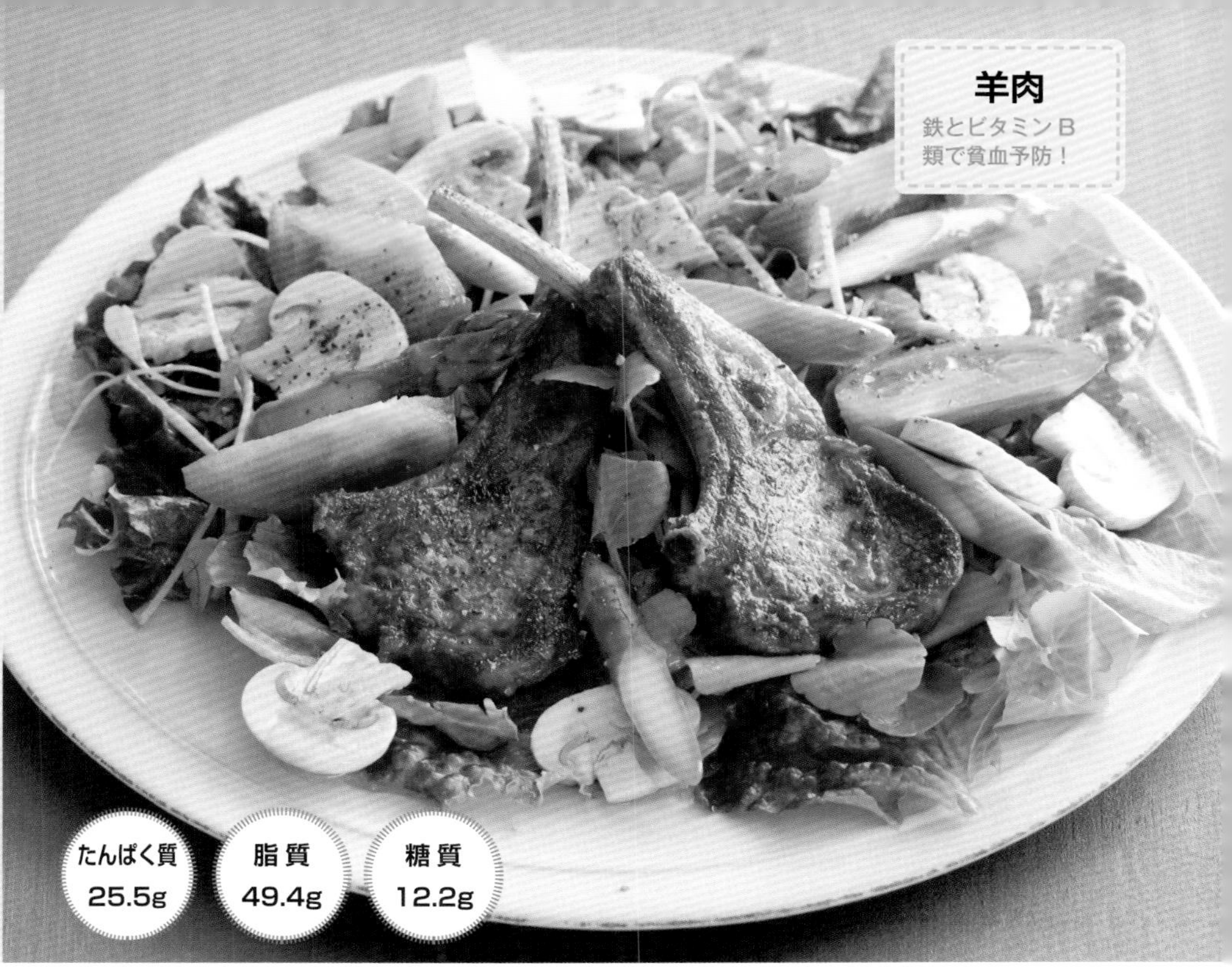

羊肉
鉄とビタミンＢ類で貧血予防！

たんぱく質	脂質	糖質
25.5g	49.4g	12.2g

しっかりした食べ応えのラムチョップと、アスパラ・トマトの取り合わせ

ラム肉とアスパラガスのサラダ

材料　１人分

ラムチョップ肉　２本
塩（肉用）　小さじ 1/2
にんにく（すりおろし・肉用）　少々
アスパラガス　２本
トマト　1/2 個
クレソン　１株
サニーレタス　２枚
マッシュルーム　４個
黒こしょう　たっぷり

ドレッシング（A）
すし酢　大さじ１
オリーブオイル　大さじ１
粗塩　ひとつまみ
粒マスタード　小さじ１

作り方

1. ラムチョップには塩をして、にんにくを少々つけ、フライパンで焼く。中火で表３分、裏２分が目安。アスパラガスは茹でて斜め切り、トマトはくし切り、クレソンはちぎっておく。サニーレタスは一口大に切り、マッシュルームは薄切りにする。
2. 器にサニーレタスとクレソンをのせ、ラムチョップをのせて黒こしょうをかけ、その周りに他の野菜をのせる。（A）をまわしかけたら、出来上がり。

ポイント

羊肉は、ビタミンＢ類と鉄が非常に豊富。代謝を活発にし、疲労回復、貧血予防に効果あり。アスパラ・トマトのビタミンＣが鉄の吸収を助け、相乗効果を発揮。

栄養満点で食べても美味しい季節の野菜！　これならいっぱい食べられます。

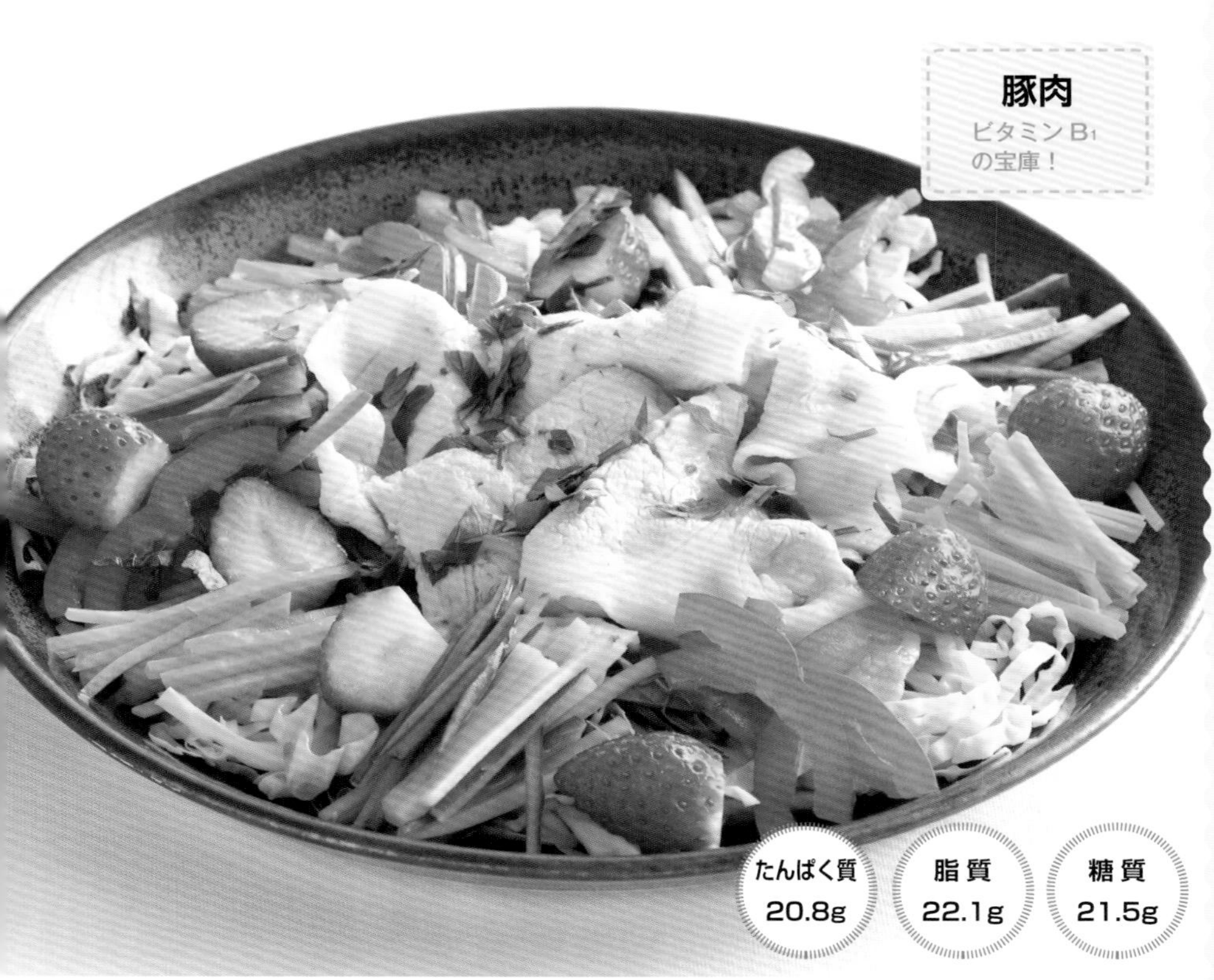

豚肉
ビタミンB_1の宝庫！

たんぱく質	脂質	糖質
20.8g	22.1g	21.5g

春

豚のしゃぶしゃぶと春キャベツ・イチゴのさっぱり味サラダ

豚肉と春キャベツのサラダ

材料　1人分

豚肉　しゃぶしゃぶ用　80g
春キャベツ　1.5枚
にんじん　2cm
きゅうり　1/4本
パプリカ 1/3個
イチゴ　5個
ほうれん草　1/2株

ドレッシング（A）
すし酢　大さじ1
ごま油　大さじ1
しょうゆ　小さじ1
ゆずごしょう　小さじ1/ 2

作り方

1　キャベツ・にんじん・きゅうり・パプリカは千切り、イチゴはへたを取り半分に切り、ほうれん草はみじん切り。豚肉はさっと茹でて、冷ましておく。

2　器にキャベツをのせ、その上に肉をのせる。周りににんじん・きゅうり・パプリカ・イチゴをのせ、ほうれん草を散らし、（A）を回しかけて、出来上がり。

ポイント

豚肉のビタミンB_1・B_2と、キャベツ・イチゴ・パプリカのビタミンCで、疲労回復効果抜群。豚肉の味わいが野菜のさっぱり味で引き立ち、美味。

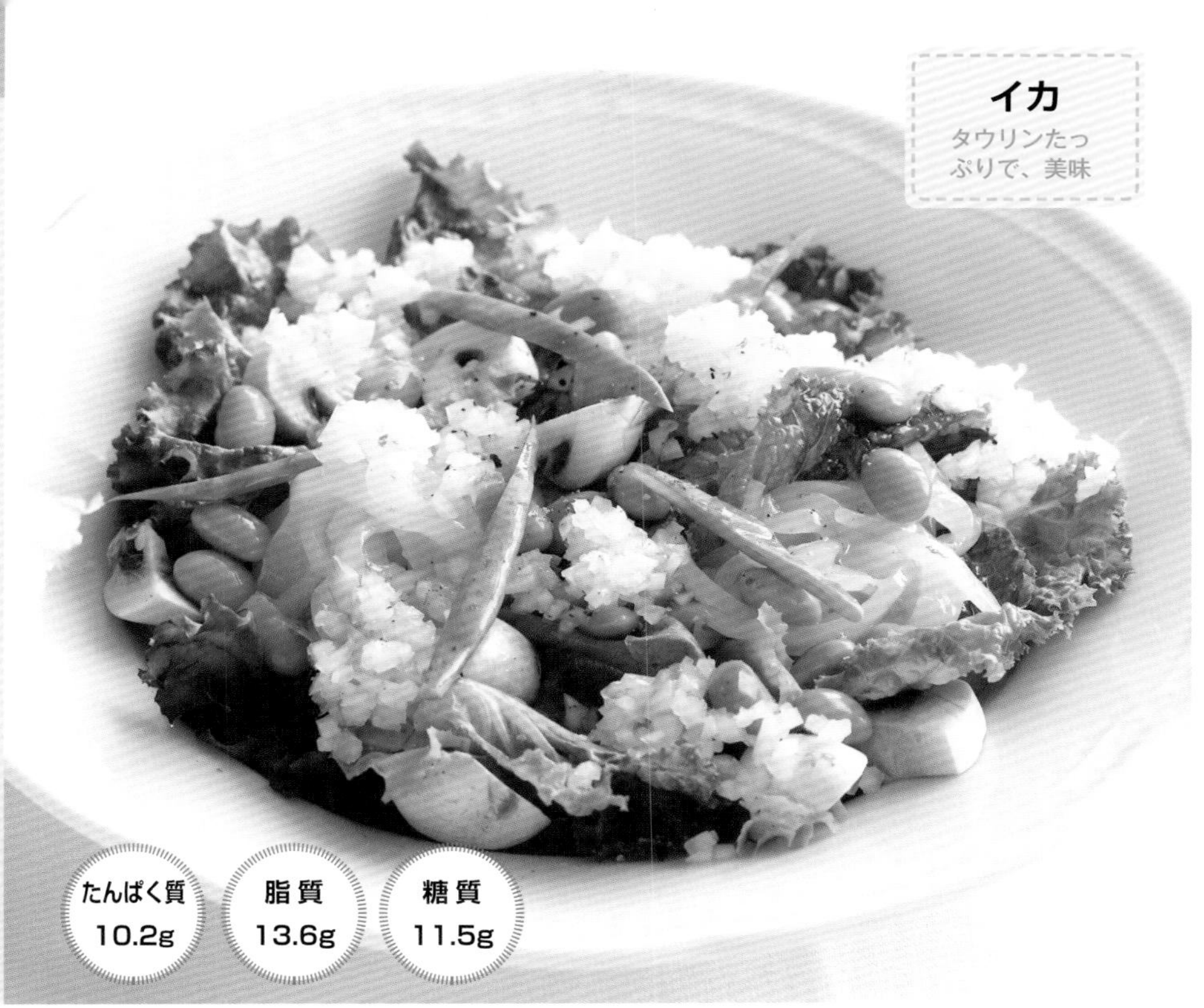
イカ
タウリンたっぷりで、美味
たんぱく質 10.2g
脂質 13.6g
糖質 11.5g

夏

イカのさっぱり味が、いんげんと枝豆の味で引き立つ夏の一品

イカといんげん・枝豆のサラダ

材料 1人分

イカの刺身　50g
イカ用の粗塩　小さじ1/5
玉ねぎ　1/4個
いんげん　3本
マッシュルーム　2個
枝豆　30粒
サニーレタス　2枚

ドレッシング（A）
すし酢　大さじ1
オリーブオイル　大さじ1
すだち汁　大さじ1/2
粗塩　ひとつまみ

作り方

1 玉ねぎはみじん切りにして水にさらし、水気を絞っておく。いんげんは茹でて斜め切り。マッシュルームは4等分に。枝豆は茹でてさやから出し、サニーレタスは一口大に切る。イカは細切りにして塩をふる。

2 器にサニーレタスをのせ、その上にマッシュルーム・玉ねぎ・枝豆・イカ・いんげんを並べ、(A) を回しかけて出来上がり。すだちの皮をすりおろすと、香りがよい。

ポイント

イカのタウリンは、血中コレステロールを下げる。枝豆・いんげんのビタミン・ミネラル・食物繊維と玉ねぎの硫化アリルにより、疲労回復や美肌効果も。

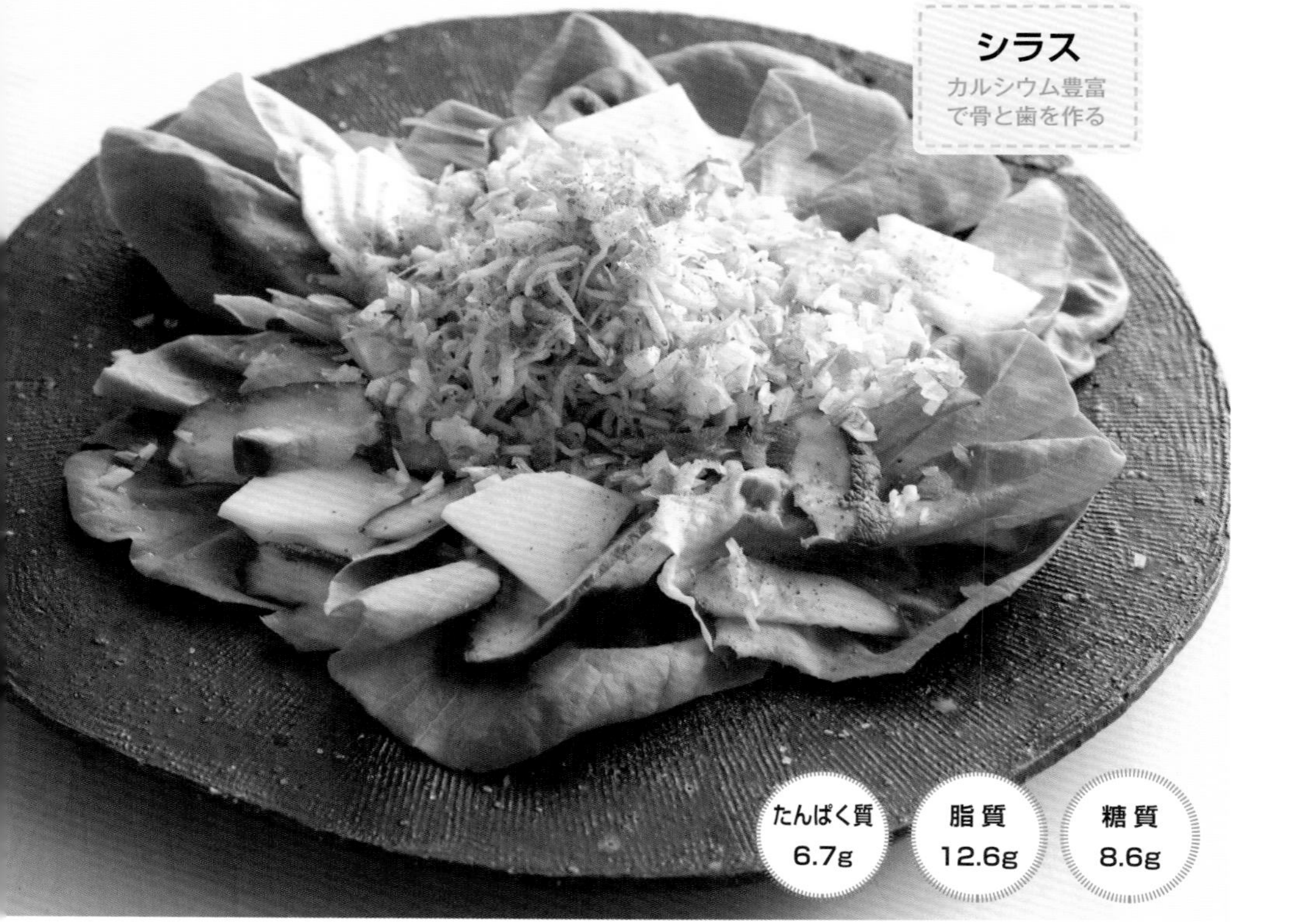
シラス
カルシウム豊富
で骨と歯を作る
たんぱく質
6.7g
脂質
12.6g
糖質
8.6g

秋

さっぱりしたシラスを、焼きしいたけの香ばしさでいただく秋の一品

シラスと焼きしいたけのサラダ

材料 1人分

シラス　20g
しいたけ　2個
みょうが　2本
かぶ　1/2個
きゅうり　1/3本
サラダ菜　7枚
粉山椒（お好みで）　少々

ドレッシング（A）
すし酢　大さじ1
ごま油　大さじ1
粗塩　ひとつまみ

作り方

1　しいたけはテフロンのフライパンを中火に熱し、両面をあぶる（油はつけない）。みょうがは千切り、かぶは縦に切ってから薄切り。きゅうりは半分に切ってから斜め薄切り。サラダ菜はそのまま。

2　器にサラダ菜をのせ、しいたけ・きゅうり・かぶを並べ、真ん中にシラスを盛りつける。みょうがを散らし、シラスに粉山椒をかける。（A）を回しかけたら出来上がり。

ポイント

シラスはカルシウムが多く、その吸収を助けるビタミンDも豊富。しいたけもビタミンDが豊富で、かぶにはカルシウムも。骨粗しょう症予防に効きます。

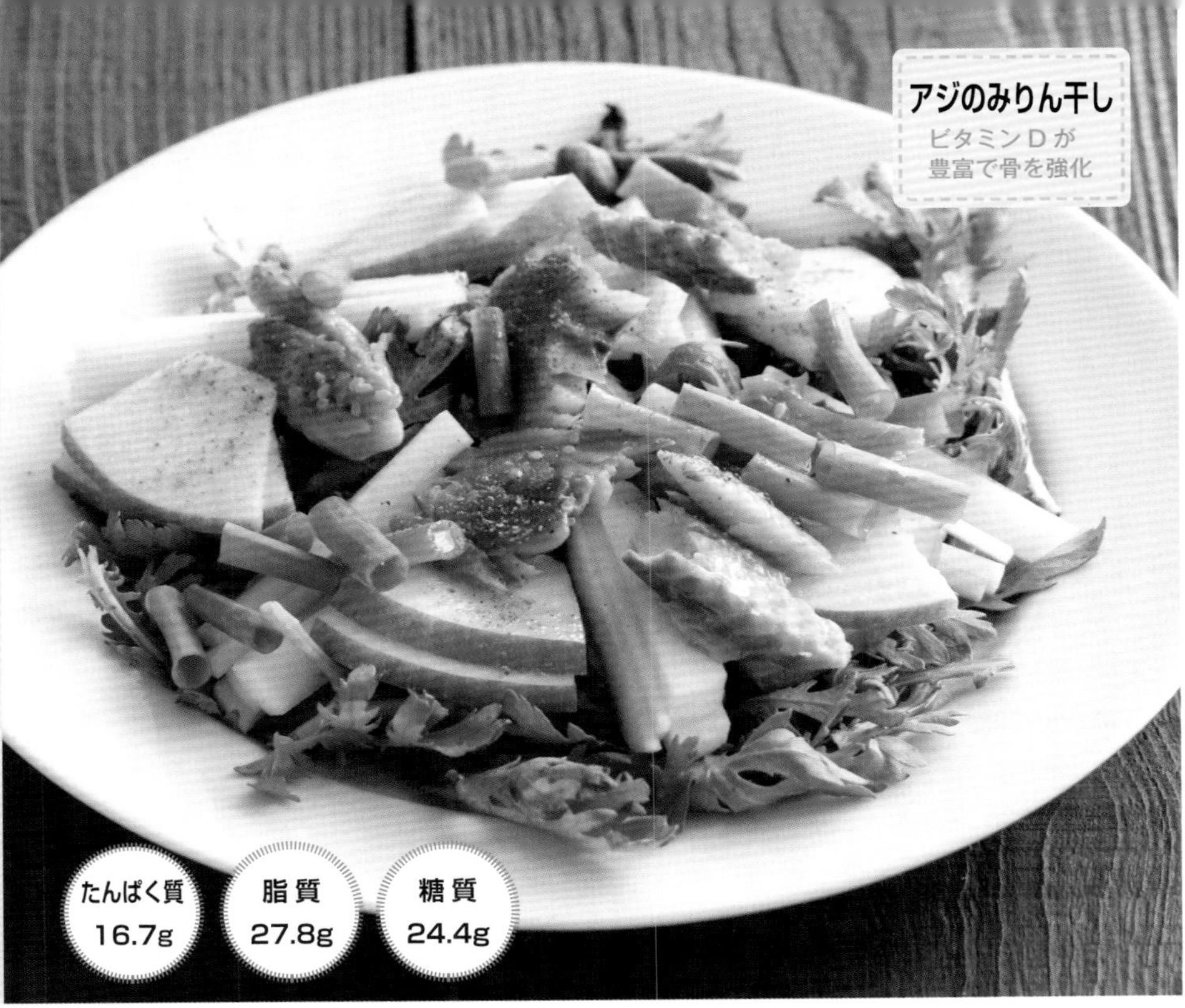
アジのみりん干し
ビタミンDが
豊富で骨を強化
たんぱく質
16.7g
脂質
27.8g
糖質
24.4g

冬

りんごのフルーティーさが、みりん干しや野菜とよく合う味わいサラダ

アジのみりん干しとりんごのサラダ

材料 1人分

アジのみりん干し　1枚
りんご 1/8個
大根　2cm
春菊　1/2束
わけぎ　1本
粉山椒（お好みで）　少々

ドレッシング（A）
すし酢　大さじ1
ごま油　大さじ1

作り方

1　アジのみりん干しは、テフロンのフライパンを使い、弱火で表を4分、裏3分焼き、冷めてからほぐす。
2　りんごは皮のまま薄切り、大根は短冊切りにする。春菊は葉っぱの部分を手でちぎり、わけぎは2cmに切る。
3　器に春菊・りんご・大根・みりん干しをのせる。アジにはお好みで粉山椒をちらし、全体にわけぎを散らす。（A）を回しかけたら、出来上がり。

ポイント

みりん干しは生のアジと同等のEPA・DHAがあり、ビタミンDも豊富。春菊・大根のカルシウムと結びつき骨粗しょう症予防に。りんごの老化防止効果も。

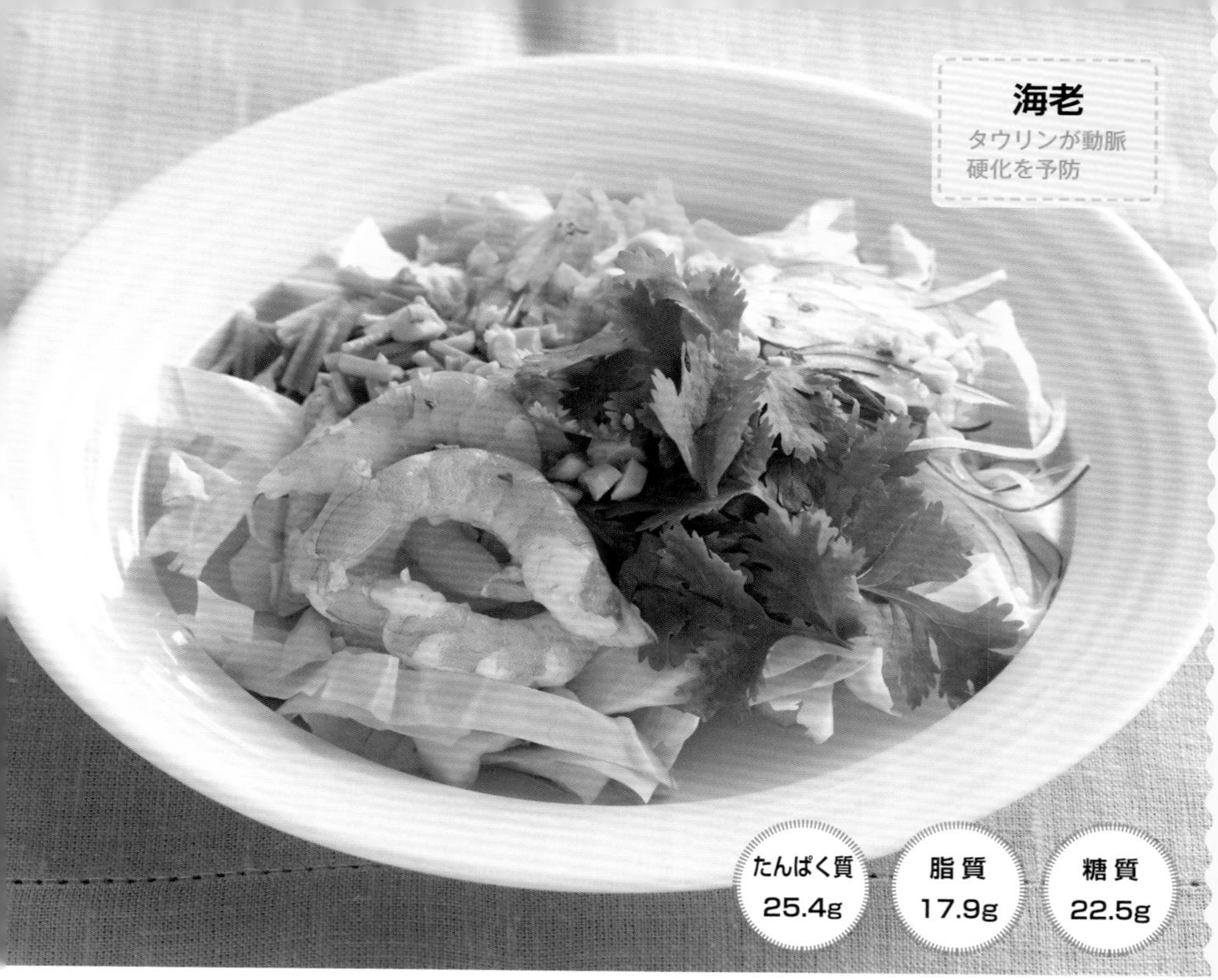
海老
タウリンが動脈
硬化を予防
たんぱく質
25.4g
脂質
17.9g
糖質
22.5g

茹で海老とパクチーの取り合わせが絶妙！　これぞタイ！

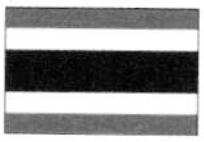

タイ風海老のスパイシーサラダ

材料　1人分

茹で海老　70g
紫玉ねぎ 1/4 個
キャベツ　2枚
にんじん　2cm
ピーナッツ　20粒
パクチー　1/4束

ドレッシング（A）
すし酢　大さじ1
ナンプラー　小さじ1
コメ酢　大さじ1
唐辛子みじん切り　少々

作り方

1　紫玉ねぎは薄切りにして水にさらしておく。キャベツはざく切り、にんじんは千切りにする。ピーナッツはくだき、パクチーは葉の部分と茎に分け、葉は3㎝ぐらいに、茎は小口切りにしておく。

2　器にキャベツ・にんじん・紫玉ねぎ・海老をのせて、ピーナッツ・パクチーを散らす。(A) を回しかけたら出来上がり。

ポイント

海老のタウリンとアスタキサンチンには動脈硬化・高血圧の改善効果が。また、パクチー・にんじんのβカロテンと海老のタウリンが、目の老化を防ぐ。

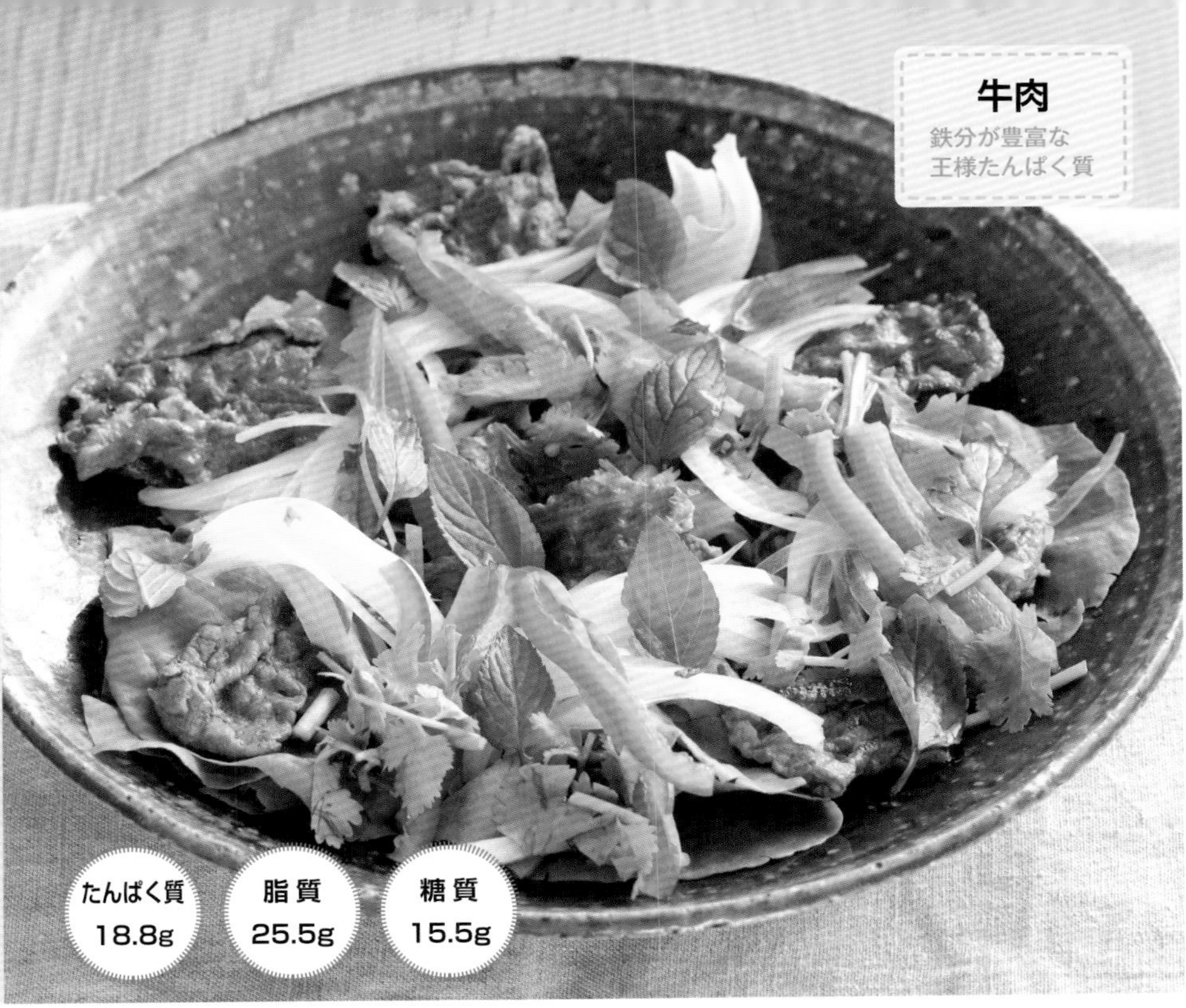
牛肉
鉄分が豊富な
王様たんぱく質
たんぱく質
18.8g
脂質
25.5g
糖質
15.5g

リッチな牛肉を、ミントとパクチーのさわやか風味で楽しむ豪華サラダ

★ ベトナム風牛肉サラダ

材料 1人分

牛肉薄切り　100g
牛肉用の粗塩　小さじ1/4
サラダ菜　4枚
きゅうり 1/4本
パプリカ 1/3個
玉ねぎ　1/4個
ミント　8枚
パクチー　1/4束

ドレッシング（A）
すし酢　大さじ1
レモン汁　大さじ1
ナンプラー　小さじ1
唐辛子　みじん切り少々

作り方

1. 牛肉に塩をし、強火に熱したフライパンで両面を1分ずつ焼く。サラダ菜はざく切り、きゅうり・パプリカは千切り。玉ねぎは薄切りにして水にさらし、ミントとパクチーはちぎっておく。
2. 器にサラダ菜・牛肉・他の野菜の順番でのせて、（A）を回しかけ、出来上がり。

ポイント

牛肉の豊富なたんぱく質は、筋肉・内臓を作る。豊富な鉄とパプリカのビタミンCが相乗効果で、貧血を予防。そしてパクチーとミントが消化を改善。

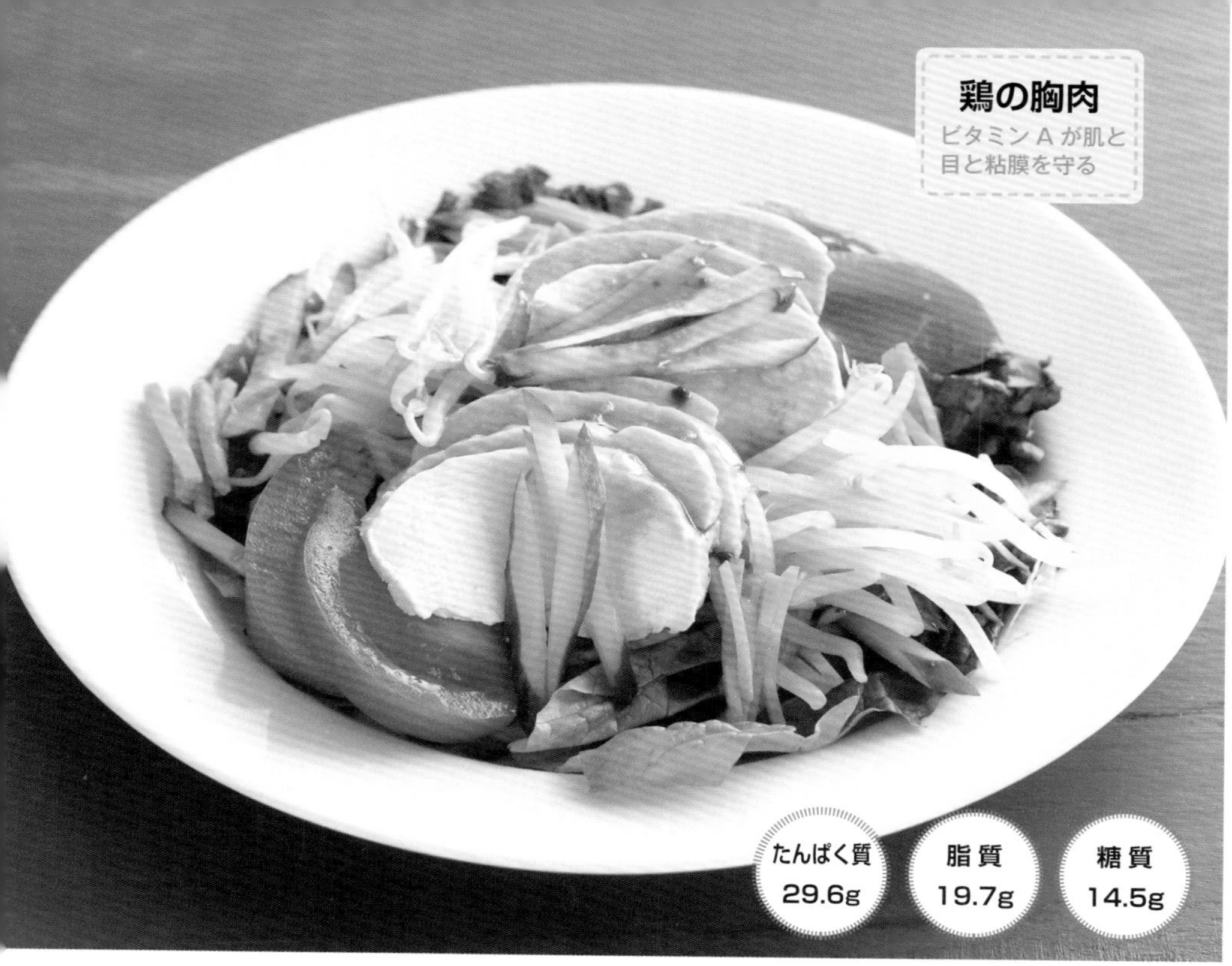
鶏の胸肉
ビタミンAが肌と目と粘膜を守る
たんぱく質
29.6g
脂質
19.7g
糖質
14.5g

チキンときゅうりの取り合わせは、マレーシアで超人気！

マレーシア風チキンサラダ

材料 1人分

鶏の胸肉　1/2枚
きゅうり 1/4本
にんじん　2cm
トマト 1/2個
もやし 1/4袋
サニーレタス 2枚

ドレッシング（A）
すし酢　大さじ1
ごま油　大さじ1
オイスターソース　小さじ1

作り方

1 鍋に鶏肉とひたひたの水を入れて火にかけ、沸騰したら弱火にし、7分ほど煮て、火を止めて3分待つ。冷めたら薄切りに。
2 きゅうり・にんじんは千切り、トマトはくし切りに。もやしは茹でて水気を切っておく。
3 器にサニーレタスをのせ、その上に鶏肉と他の野菜をのせ、（A）をかけて出来上がり。

ポイント

鶏肉のビタミンAとにんじんのβカロテンが合体し、抗酸化力が増大。トマトリコピンの抗酸化力も強く、目や粘膜、そして美肌に効果大。

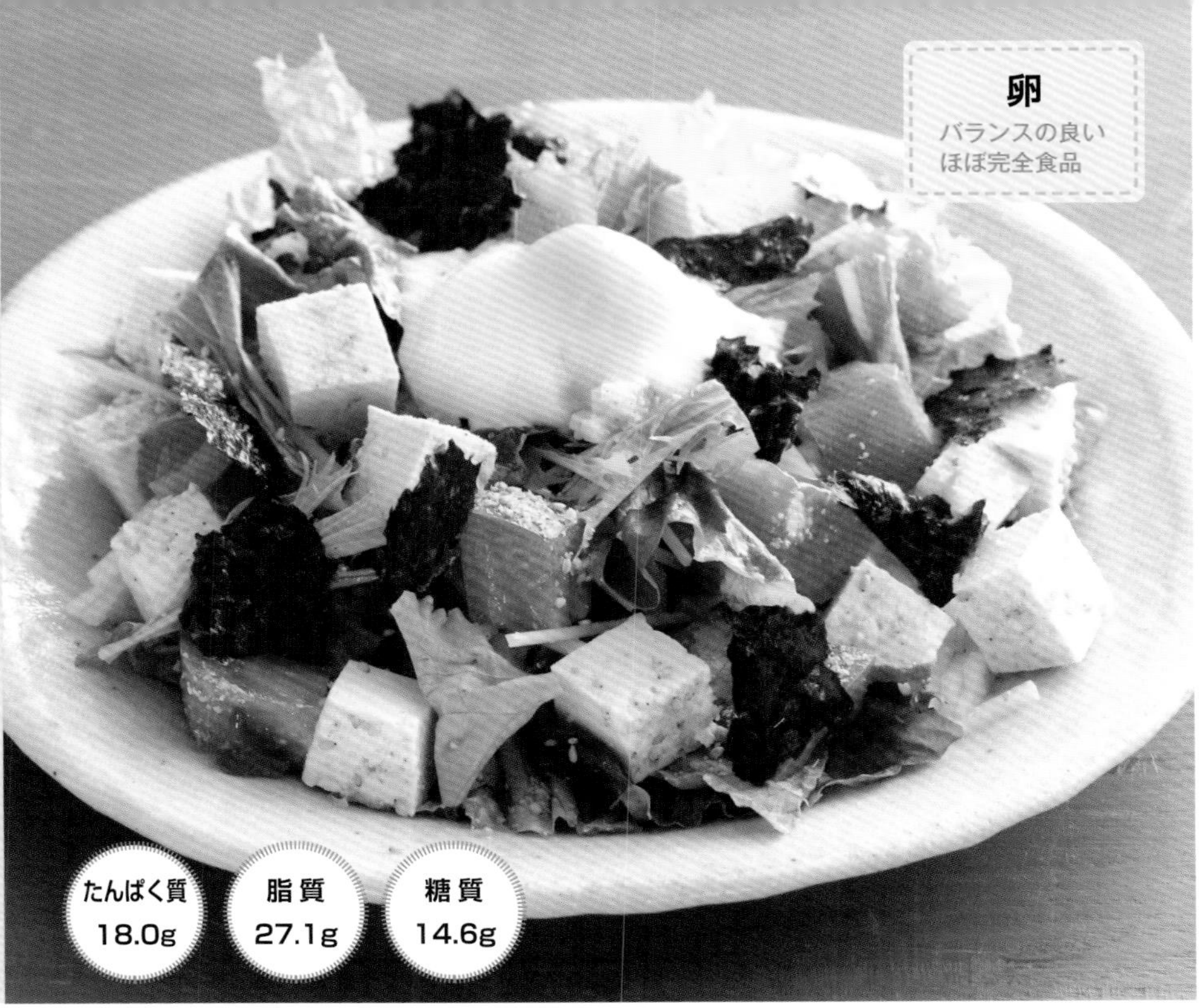
卵
バランスの良い
ほぼ完全食品
たんぱく質
18.0g
脂質
27.1g
糖質
14.6g

卵と豆腐とのりがポイントのアジアンサラダ

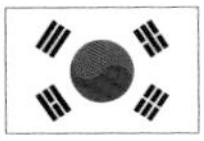

韓国風チョレギサラダ

材料　1 人分

半熟卵　1 個
半熟卵用粗塩　小さじ 1/5
豆腐　木綿 1/3 丁
サニーレタス 2 枚
水菜　1/2 株
大根　2cm
きゅうり　1/4 本
トマト 1/2 個
のり　1/2 枚
すりごま　大さじ1

ドレッシング（A）
すし酢　大さじ1
ごま油　大さじ1
粗塩　ひとつまみ

作り方

1　サニーレタスは手でちぎり、水菜は5cm の長さに、大根は千切りにする。きゅうりは縦半分に切って斜め切り、トマトは角切り。豆腐は一口大に切っておく。
2　深めのボウルにサニーレタス・水菜・大根・きゅうりを入れ、（A）を入れて混ぜる。
3　混ぜた野菜を器にのせ、トマト・豆腐・のりをのせ、すりごまをかけ、最後に粗塩をふった半熟卵をのせる。

ポイント

とろとろの半熟卵と豆腐のさっぱりさが、ごま油の味わいで引き立つサラダ。消化がしやすく、豆腐のイソフラボンにより骨粗しょう症に効果も。

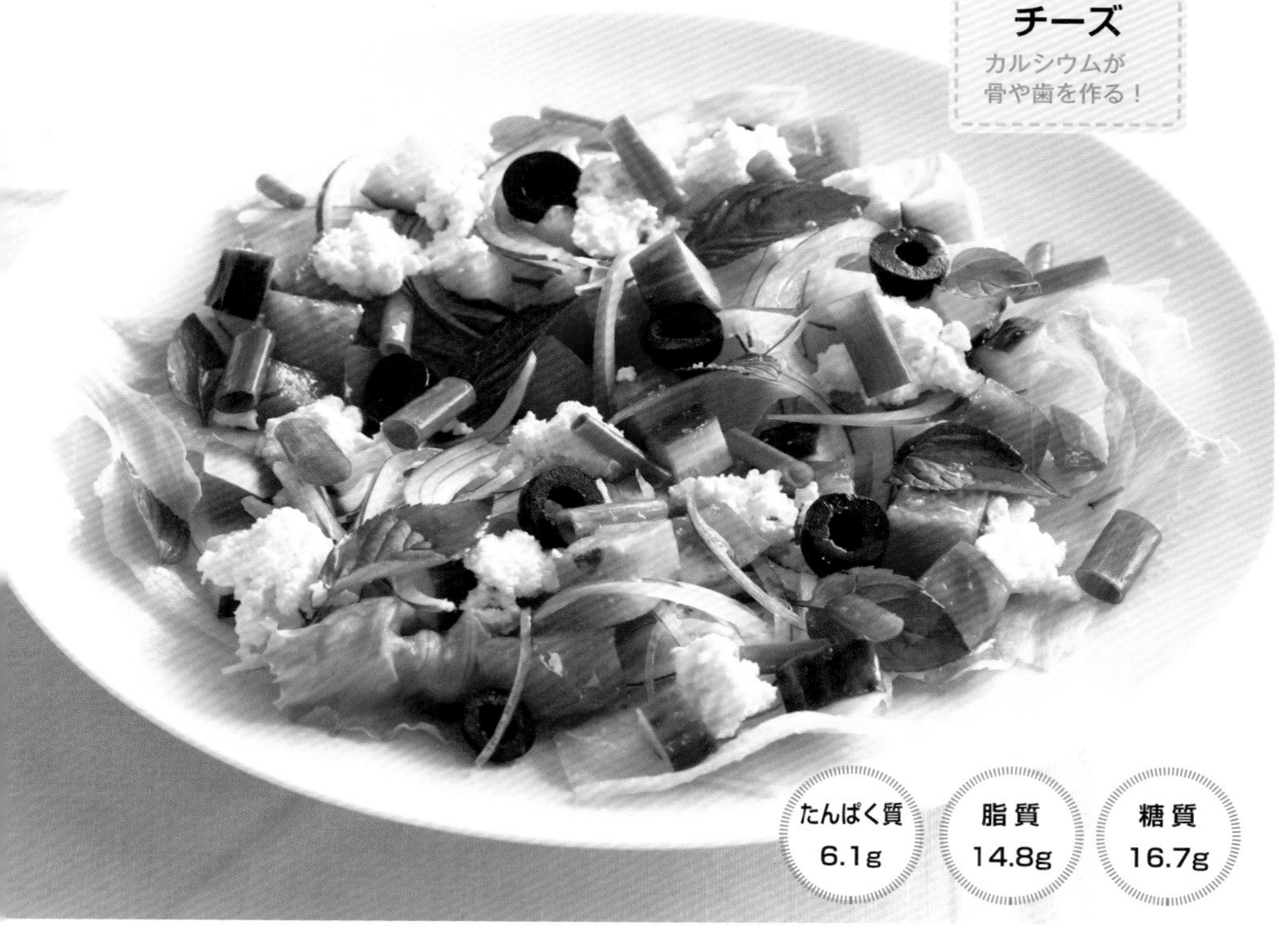

チーズ
カルシウムが
骨や歯を作る！

たんぱく質	脂質	糖質
6.1g	14.8g	16.7g

カッテージチーズとミント・黒オリーブのフレッシュサラダ

トルコ風チーズサラダ

材料 1人分

カッテージチーズ　30g
紫玉ねぎ　1/4個
レタス　2枚
トマト　1/2個
わけぎ　1本
きゅうり　1/3　本
黒オリーブ　3個
ミント　8枚

ドレッシング（A）
すし酢　大さじ1
オリーブオイル　大さじ1
粗塩　ひとつまみ

作り方

1 紫玉ねぎは薄切りにして水にさらしておく。レタスは一口大に切り、トマトは角切り、わけぎは2cmの長さに切る。きゅうりは乱切り、黒オリーブは半分に切っておく。

2 器にレタスをのせ、その上に残りの野菜とカッテージチーズをのせ、最後にミントを散らす。（A）を回しかけて出来上がり。

ポイント

チーズに欠けているビタミンCと食物繊維を、トマトや紫玉ねぎがカバーし、栄養バランスの良いサラダに。チーズのカルシウムが、歯や骨を強化。

Column — 5

３日で効果を実感できます！

「パワーサラダ体験記」とは別に、１日１回のパワーサラダ生活をしてくれた女性の話です。47 歳の彼女は、言っています。「以前は便秘気味で、お通じが３日に一度でしたが、パワーサラダ開始後３日後くらいから、ほぼ毎日出るようになりました」。そうなのです。早い人では、３日で効果が出ます。パワーサラダなら、水溶性食物繊維も不溶性食物繊維もしっかり摂れ、便通改善効果のあるオリーブオイルも摂れるので、３日ほどで腸が動き出します。そして、この女性の場合は、その後も効果が続いたようです。３日間の挑戦、皆さんもぜひ試してください。そして、２週間続けると、お通じ以外の効果も感じられます。

また、３年間ほぼ毎日、パワーサラダ生活を続けている 68 歳の男性はこう言っています。「便通は１日に２回から３回。腸の好調さが私を支えてくれています。そう言えば、風邪を引かなくなりましたね」。彼は、途中から野菜の美味しさに目覚め、野菜好きになりました。お酢・オイル・たんぱく質・季節の果物の工夫をしながら、１日に２～３回のパワーサラダ生活を続けているそうです。体重は 20 代前半の数字を維持し、健康生活を続けているとのことです。

パワーサラダの最も重要な健康効果は、整腸作用です。そして、腸の健康は脳の健康に直結し、美肌・ガン予防・免疫力の向上にもつながります。その効果は３日ぐらいから自覚でき、その後、一生続きます。

パワーサラダを食べて、元気な腸を手に入れましょう。

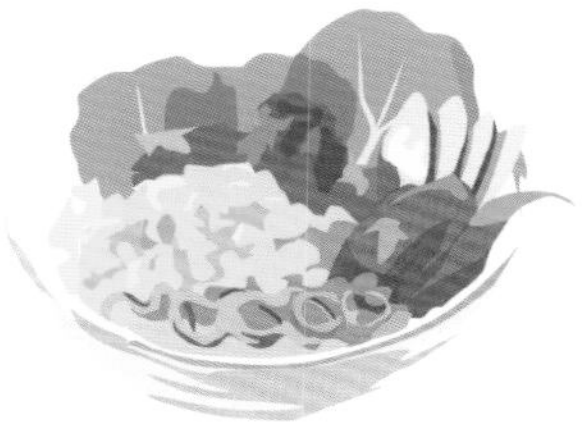

【著者紹介】

牧田善二（まきた・ぜんじ）
AGE 牧田クリニック院長。糖尿病専門医。医学博士。1979 年、北海道大学医学部卒業。ニューヨークのロックフェラー大学生化学講座などで、糖尿病の原因として注目されている AGE の研究を約 5 年間行う。New Engl J Med , Science, Lancet などの筆頭著者として研究成果を発表。1996 年より北海道大学医学部講師。2000 年より久留米大学医学部教授。2003 年より、糖尿病を始めとする生活習慣病、肥満治療のための「AGE 牧田クリニック」を東京・銀座で開業し、延べ 20 万人以上の患者を診ている。著書に『医者が教える食事術 最強の教科書』（ダイヤモンド社）『日本人の 9 割が誤解している糖質制限』（KK ベストセラーズ）『一番かんたん 即やせる! 改訂版糖質量ハンドブック』『眠れなくなるほど面白い 図解 糖質の話』など、多数の著書・監修書がある

行正り香（ゆきまさ・りか）
料理研究家。教育系 Web サイト運営。福岡県出身。カリフォルニア大学バークレー校卒業。留学時にホストファミリーの食事を作り、料理に興味を持つ。帰国後広告代理店に就職し、CM プロデューサーとして活躍。海外出張も多く各国の料理に出会い料理の腕を上げる。料理上手が評判となり、料理研究家としてスタート。テレビ・雑誌・書籍などのメディアでの活躍を始める。NHK ワールドの「Dining with the Chef」（英語料理番組）で番組ホストを務める。著書に『19 時から作るごはん』（講談社）、『行正り香のクイックサラダ』（主婦と生活社）など、多数の著書がある。近年は、英語スピーキングアプリ「カラオケ English」の企画運営にも力を入れている。公式インスタグラム @ rikayukimasa

BOOK STAFF

編集　立原滉二
装丁・デザイン　Design Staff DOMDOM
栄養価計算　新谷友里江
撮影　天野憲仁（日本文芸社）
校正　玄冬書林

【参考文献】
『医者が教える食事術 最強の教科書―20 万人を診てわかった医学的に正しい食べ方 68』牧田善二（著書）・ダイヤモンド社／『ライザップ糖質量ハンドブック』牧田善二（著書）・日本文芸社／『老けない人はこれを食べている』牧田善二（著書）・新星出版社／『眠れなくなるほど面白い 図解 糖質の話』牧田善二（著書）・日本文芸社／『今より 10 歳若い肌を手に入れる 医者が教える美肌術』牧田善二（著書）・主婦の友社

※このほかにも、多くの書籍や Web サイトなどを参考にしております。なお、本書における栄養素のデータは、「日本食品標準成分表 2015 年版（七訂）」に基づいております。

名医《めいい》がすすめる最強《さいきょう》の食事術《しょくじじゅつ》

一生健康《いっしょうけんこう》パワーサラダ

2021 年 2 月 10 日　第 1 刷発行

著　者　牧田《まきた》善二《ぜんじ》　行正《ゆきまさ》り香《か》
発行者　吉田芳史
印刷・製本所　株式会社光邦
発行所　株式会社日本文芸社
〒 135-0001
東京都江東区毛利 2-10-18 OCM ビル
TEL.03-5638-1660［代表］
内容に関するお問い合わせは、小社ウェブサイトお問い合わせフォームまでお願いいたします。
URL　https://www.nihonbungeisha.co.jp/

Printed in Japan 112210127-112210127 Ⓝ 01　（240086）
ISBN978-4-537-21864-0

（編集担当：上原）